Dr. Anuja Lugade
Dr. Srilakshmi J.
Dr. Shwetha Kumari Poovani

Falhas de implante

Dr. Anuja Lugade
Dr. Srilakshmi J.
Dr. Shwetha Kumari Poovani

Falhas de implante

ScienciaScripts

Imprint

Any brand names and product names mentioned in this book are subject to trademark, brand or patent protection and are trademarks or registered trademarks of their respective holders. The use of brand names, product names, common names, trade names, product descriptions etc. even without a particular marking in this work is in no way to be construed to mean that such names may be regarded as unrestricted in respect of trademark and brand protection legislation and could thus be used by anyone.

Cover image: www.ingimage.com

This book is a translation from the original published under ISBN 978-3-330-32000-0.

Publisher:
Sciencia Scripts
is a trademark of
Dodo Books Indian Ocean Ltd. and OmniScriptum S.R.L publishing group

120 High Road, East Finchley, London, N2 9ED, United Kingdom
Str. Armeneasca 28/1, office 1, Chisinau MD-2012, Republic of Moldova, Europe
Printed at: see last page
ISBN: 978-620-7-96742-1

Índice

INTRODUÇÃO

A reabilitação da perda de dentes é uma parte integrante da Prostodontia, em que o restabelecimento das funções orais pode ser efectuado utilizando próteses, pontes e implantes. A utilização de implantes dentários tem aumentado nos últimos 30 anos devido às suas múltiplas vantagens em relação a outros métodos, como a transmissão de forças mastigatórias ao osso, o facto de não implicarem a preparação dos dentes adjacentes, serem esteticamente agradáveis e biocompatíveis.[1] Os implantes dentários revelaram uma elevada taxa de sucesso de 90 % a 95 %, pelo que têm sido o método de substituição preferido.[2] As complicações durante ou após a colocação de implantes também são comuns e, quando não geridas, podem levar à falha do implante.

A introdução do conceito de implantes endósseos osteointegrados no campo da medicina dentária na década de 1980 resultou numa mudança de paradigma que afectou quase todos os aspectos dos cuidados dentários. O diagnóstico e o planeamento do tratamento incluíam agora uma opção de implante em dentisteria de restauração, periodontia, cirurgia oral, endodontia e ortodontia. Os implantes tornaram-se o tratamento de eleição em muitas, se não na maioria, das situações em que os dentes em falta necessitavam de ser substituídos. No entanto, os implantes não estavam isentos de potenciais problemas.[1]

À medida que mais dentistas e pacientes escolhiam a opção de implante, começaram a registar-se mais complicações e eventos adversos. Algumas destas complicações foram menores, enquanto outras resultaram em danos para o doente e no fracasso do tratamento. Um número tangível de implantes não se integra ou não sobrevive para funcionar a longo prazo.

As complicações e a perda de implantes podem ser dispendiosas, tanto em termos de tempo como de recursos financeiros. A perda de integração pode ser problemática, resultando num espaço edêntulo mais difícil de restaurar do que antes da colocação do implante. A capacidade de identificar de forma fiável os doentes e as condições com maior potencial de insucesso seria valiosa.[2] A colocação de implantes não deve ser realizada sem uma cuidadosa consideração de muitas variáveis, incluindo factores sistémicos e locais do hospedeiro e o desenho de uma prótese. As decisões de planeamento do tratamento devem, sempre que possível, basear-se em previsões baseadas em provas do melhor sucesso a longo prazo.[1,3]

As falhas têm sido relacionadas com caraterísticas biológicas, microbiológicas, biomecânicas e de tratamento da superfície dos implantes biomateriais. Assim, as falhas dos implantes dentários levaram à inovação contínua de vários sistemas de implantes e a diferentes modalidades de tratamento intercetivo. Muitos factores são atribuídos ao fracasso imediato do implante dentário, quer direta quer indiretamente

Os implantes dentários podem falhar devido a várias razões, com uma gama que diferencia entre uma falha e uma complicação. Inclui falhas biológicas (relacionadas com processos biológicos) e falhas mecânicas do componente (incluindo fratura dos implantes, revestimentos, parafusos de ligação e próteses). No entanto, uma fratura de um parafuso de ligação ou de uma peça protética é considerada uma complicação e não uma falha, podendo ser tratada na maioria dos casos. Se a condição for reversível (pode ser corrigida), é considerada uma complicação.[1,5]

Existem muitos factores que definem o parâmetro para avaliar o sucesso dos implantes. Um ponto importante a ter em conta é que os implantes não são dentes e muitos dos métodos tradicionais utilizados relativamente à saúde e ao sucesso dos dentes variam e diferem no diagnóstico e tratamento dos implantes dentários. Uma melhor seleção de casos, o conhecimento dos problemas sistémicos que podem resultar em complicações e um melhor planeamento do tratamento são essenciais para reduzir o risco de complicações. A utilização da tecnologia e das ferramentas de diagnóstico disponíveis, ou seja, tomografias axiais computorizadas (TAC), exames de feixe cónico (CB), guias cirúrgicos, planeamento do tratamento por computador e auxiliares para avaliar a estabilidade primária do implante (ou seja, Periotest, Osstell), juntamente com máquinas cirúrgicas piezoeléctricas, pode ajudar o médico a obter um planeamento, colocação e restauração mais previsíveis da restauração suportada por implantes.[5]

TERMINOLOGIAS

<u>IMPLANTE</u> - Qualquer objeto ou material, como uma substância aloplástica ou outro tecido, que é parcial ou totalmente inserido ou enxertado no corpo para fins terapêuticos, de diagnóstico, protéticos ou experimentais.[6]

<u>DENTISTRIA DE IMPLANTES</u> - Trata da seleção, planeamento, desenvolvimento, colocação e manutenção de restauração(ões) utilizando implantes dentários.[6]

<u>IMPLANTOLOGIA</u> - Termo historicamente concebido como o estudo ou a ciência da colocação e restauração de implantes dentários.[6]

<u>IMPLANTE DENTAL</u> - Dispositivo protético de material aloplástico implantado nos tecidos orais sob a camada mucosa e/ou periosteal e sobre/ou dentro do osso para proporcionar retenção e suporte a uma prótese fixa ou removível, uma substância que é colocada no interior e/ou sobre o osso maxilar para suportar uma prótese fixa ou removível.

Os implantes dentários podem ser classificados de acordo com a sua silhueta ou forma geométrica (ou seja, aleta, parafuso, cilindro, lâmina, cesto, forma de raiz, etc.). De um modo geral, os implantes dentários são classificados com base nos seus componentes de ancoragem em relação ao osso que lhes dá suporte e estabilidade. Existem 3 tipos básicos de implantes dentários

- Implante dentário eposteal

- Implante dentário endosteal

- Implante dentário transosteal

Alguns implantes dentários possuem componentes eposteais e endosteais.[6]

PILAR DE IMPLANTE DENTAL - A parte de um implante dentário que serve para suportar e/ou reter qualquer prótese dentária fixa ou amovível. Frequentemente, os pilares de implantes dentários, especialmente os utilizados com implantes dentários endósteos, são alterados para modificar o design ou a utilização do pilar antes de ser fabricada uma prótese dentária definitiva. Este pilar preliminar é designado por *pilar provisório*. O pilar escolhido para suportar a prótese definitiva é designado por *pilar definitivo*. Os pilares de implantes dentários podem ser descritos pela forma, material ou factores especiais de conceção.[6]

ACOPLAMENTO DO IMPLANTE DENTAL - A interconexão bioquímica/mecânica entre o implante dentário e os tecidos aos quais está ligado.[6]

BARRA DE LIGAÇÃO DE IMPLANTES - Utilização: Uma barra de ligação não é um dispositivo implantável. Recebe apoio e estabilidade do(s) implante(s) dentário(s) através dos pilares do implante dentário e é designada por estrutura.[6]

COROA IMPLANTÁVEL - Uma coroa ou prótese dentária fixa não é um dispositivo implantável. A prótese recebe apoio e estabilidade do implante dentário.[6]

INFRA-ESTRUTURA DO IMPLANTE - Embora um implante dentário possa ter uma infraestrutura, a referência geométrica correta para essa área do implante é referenciada relativamente ao eixo longo do implante dentário, neste caso, a porção inferior do implante dentário.[6]

INTERFACE DO IMPLANTE - É a junção entre a superfície de um implante dentário e os tecidos circundantes do hospedeiro.[6]

PRÓTESE IMPLANTÁVEL - Uma prótese não é um dispositivo implantável. As próteses dentárias, tais como coroas e outras próteses dentárias fixas, próteses dentárias amovíveis, bem como próteses maxilofaciais, podem ser suportadas e retidas, em parte ou na totalidade, por implantes dentários.[6]

PRÓTESE IMPLANTÁVEL - É a fase da prótese dentária que consiste na substituição de dentes perdidos e/ou estruturas associadas por restaurações que são fixadas a implantes dentários.[6]

SUBESTRUTURA DO IMPLANTE - É a estrutura metálica de um implante dentário eposteal que se encontra embutida sob os tecidos moles, em contacto com o osso e estabilizada por meio de parafusos endósteos. Os tecidos periósteos fixam a estrutura ao osso. A estrutura suporta a prótese, frequentemente através de pilares de implantes dentários e outros componentes da supraestrutura.[6]

CIRURGIA DE IMPLANTES - É a fase da implantologia dentária relativa à seleção, planeamento e colocação do corpo do implante e do pilar.[6]

FALHA DO IMPLANTE - A falha do implante é definida como a incapacidade total do implante para cumprir o seu objetivo (funcional, estético ou fonético) devido a razões mecânicas ou biológicas. A falha do implante é o primeiro momento em que o desempenho do implante, medido de alguma forma quantitativa, desce abaixo de um nível especificado e aceitável.[7, 8]

FALHA IATROGÉNICA E FALHA BIOLÓGICA - A falha iatrogénica é aquela que se caracteriza por um implante estável e osseointegrado, mas que devido a um mau posicionamento é impedido de ser utilizado como parte da unidade de ancoragem. A falha biológica pode ser definida como a inadequação do tecido hospedeiro para estabelecer ou manter a osteointegração.[7,9]

IMPLANTE AILING - É um implante que pode demonstrar perda óssea com profundidades de sondagem clínicas mais profundas, mas que parece estar estável quando avaliado com um intervalo de 3-4 meses. Os implantes em mau estado são aqueles que apresentam perda óssea radiográfica sem sinais inflamatórios ou mobilidade.[7]

Implante falhado - É um implante que pode demonstrar perda óssea, aumento das profundidades clínicas de sondagem, hemorragia à sondagem e supuração. A perda óssea pode ser progressiva. Os implantes falhados são caracterizados por perda óssea progressiva, sinais de inflamação e ausência de mobilidade.[7]

Implante falhado - É um implante que demonstra mobilidade clínica, uma radiolucência peri-implantar e um som surdo quando percutido. Um implante falhado não é funcional e tem de ser removido. Os implantes falhados são aqueles com perda óssea progressiva, com mobilidade clínica e que não estão a funcionar no sentido pretendido.[7]

IMPLANTES SOBREVIVENTES - Sobrevivente é um termo descrito por Alberktson que se aplica a implantes que ainda estão a funcionar, mas que não foram testados em relação a critérios de sucesso.[7]

SUCESSO DO IMPLANTE - **Albrektsson et al (1986)[7]** Definiram o sucesso do implante como um implante sem dor, sem mobilidade, sem áreas periimplantares radiolúcidas e sem mais de 0,2 mm de perda óssea anual após o primeiro ano de carga.

Falha do implante - **Esposito M et al (1998)** A falha do implante é o primeiro momento em que o desempenho do implante, medido de uma forma quantitativa, desce abaixo de um nível especificado e aceitável.

SUCESSO DOS IMPLANTES

Diferentes autores apresentaram diferentes critérios para o sucesso do implante, enumerados a seguir.[7]

Schnitman e Schulman

- Mobilidade inferior a 1 mm em qualquer direção.

- A radiolucência observada radiologicamente foi classificada, mas não foi definido um critério de sucesso.

- Perda óssea não superior a um terço da altura vertical do osso.

- Inflamação gengival passível de tratamento.

- Serviço funcional durante 5 anos em 75% dos doentes.

Chainin, Silver Branch, Sher e Salter

- Em vigor há 60 meses ou mais.

- Ausência de evidência significativa de saucerização cervical nas radiografias.

- Ausência de hemorragia de acordo com o índice de Muhelman.

- Falta de mobilidade.

- Ausência de dor e sensibilidade.

- Sem granulomatose peri-cervical ou hiperplasia gengival.

- Sem evidência de alargamento do espaço peri-implantar na radiografia

Mckinney, Koth e Steflik

<u>Critérios subjectivos</u>

- Função adequada.

- Ausência de desconforto.

- O paciente acredita que a estética e a atitude emocional e psicológica melhoraram.

<u>Critérios objectivos</u>

Bom equilíbrio oclusal e dimensão vertical.

- Perda óssea não superior a um terço da altura vertical do implante, ausência de sintomas e funcionalmente estável após 5 anos.

- Inflamação gengival vulnerável ao tratamento.

- Mobilidade inferior a 1 mm vestibular, mesiodistal e verticalmente.

- Ausência de sintomas e de infeção associada ao implante dentário.

- Ausência de danos no dente ou dentes adjacentes e nas suas estruturas de suporte.

- Ausência de parestesia ou violação do canal mandibular, do seio maxilar ou do pavimento da passagem nasal.

- Tecido colagénio saudável sem infiltração de polimorfonucleares.

<u>Critérios de sucesso</u>

- Proporciona um serviço funcional durante 5 anos em 75% dos pacientes com implantes.

<u>CRITÉRIOS REVISTOS PARA O SUCESSO DO IMPLANTE</u>[7]

Albrektsson e Zarb (1985), seguido e modificado mais tarde por **Roos et al**

(i)   Sem mobilidade;

(ii)   Não há evidência radiográfica de translucidez peri-implantar.

(iii) ≤ 1 mm de perda óssea 1 ano após a colocação do implante e $\leq 0,2$ mm anualmente a partir daí

(iv)   Ausência de dor, infecções, necropatias, parestesia ou violação do canal mandibular e patologia à volta do implante

(v)   Sobrevivência funcional durante 5 anos em 90% e 10 anos em 85% dos casos, respetivamente (critério mínimo de sucesso).

(vi)   Atualmente, o parâmetro de um implante esteticamente aceitável foi adicionado à definição de sucesso do implante e, inversamente, ao fracasso do implante.

Esposito et al (1998) a ausência de mobilidade e uma perda óssea marginal radiográfica média inferior a 1,5 mm durante o primeiro ano de função e inferior a 0,2 mm anualmente a partir daí, a ausência de dor/parestesia devem ser considerados critérios de sucesso para os implantes osseointegrados e devem ser medidas as profundidades de sondagem em relação a um ponto de referência fixo e a hemorragia à sondagem.

AVALIAÇÃO DE IMPLANTES FALHADOS E COM FALHAS

Os parâmetros, que têm sido utilizados clinicamente para avaliar as condições do implante, são discutidos de seguida.[3]

A. Sinais clínicos de infeção precoce:

- Durante o período de cicatrização, podem ocasionalmente surgir complicações como inchaço, fístulas, supuração, deiscências precoces/tardias e osteomielite, que podem indicar o fracasso do implante. A explicação mais racional e comum para este facto é a infeção.

- Os sinais de infeção que ocorrem durante uma fase inicial da cicatrização são mais críticos do que se ocorrerem numa fase posterior. Isto deve-se ao facto de a infeção que ocorre numa fase inicial levar a perturbações na osteointegração do implante no osso circundante.

- Os sinais de infeção, por si só, não podem ser utilizados para determinar o destino de um implante, mas devem ser avaliados em conjunto com outros parâmetros, como a radiolucência e a mobilidade.

- Na ausência destes sinais de falha do implante, os sinais clínicos de infeção representam uma complicação que, se não for tratada, pode levar à falha do implante.

B. Dor ou sensibilidade:

- A dor ou o desconforto estão frequentemente associados à mobilidade e podem ser um dos primeiros sinais que indicam uma falha do implante. Além disso, a dor pode refletir reacções adversas nos tecidos não relacionadas principalmente com a mobilidade do implante.

C. Mobilidade clínica:

- A mobilidade é sempre um sinal claro de fracasso. Assim que o clínico tiver distinguido entre a mobilidade de um pilar mal ligado e a mobilidade do implante subjacente, deve suspeitar-se que o implante está rodeado por uma cápsula de tecido fibroso. Foram reconhecidos vários tipos diferentes de mobilidade[4]

  1. Mobilidade rotacional
  2. Mobilidade lateral ou horizontal
  3. Mobilidade axial ou vertical

  Clinicamente, a mobilidade pode estar presente sem alterações ósseas radiográficas distintas. Por conseguinte, a mobilidade é o *principal sinal* de fracasso do implante.

  A investigação clínica indica que, quando ocorre mobilidade, os implantes tornam-se sensíveis à percussão ou à pressão. Além disso, a mobilidade continua a aumentar e acaba por resultar na remoção do implante.

D. Avaliação radiográfica:

Em geral, as radiografias intra-orais são efectuadas após a colocação do pilar, de modo a confirmar que os pilares estão corretamente assentes. Devem ser efectuadas radiografias periapicais padronizadas em intervalos regulares de acompanhamento para detetar radiolucência peri-fixtural e/ou perda óssea marginal progressiva ou "saucerização" (Fig.1). Com base nas medições efectuadas nestas radiografias, pode ser estabelecido o valor de referência para futuras alterações ósseas marginais. O principal objetivo do exame radiográfico é avaliar o estado do osso alveolar e monitorizar se o suporte ósseo foi alterado desde o último exame radiográfico.

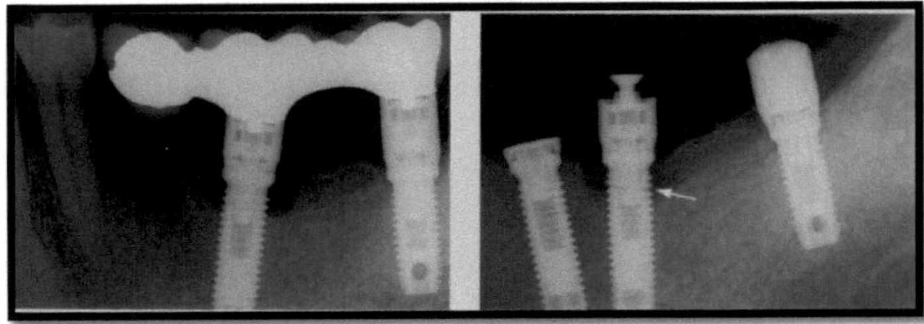

Fig.1. Perda óssea marginal

A falha pode apresentar-se como duas imagens radiográficas bem distintas: uma radiolucência peri-fixtural fina que envolve todo o implante, sugerindo a ausência de um contacto direto osso-implante e possivelmente uma perda de estabilidade, e uma perda óssea marginal aumentada.

Uma vez que a distinção entre estas duas imagens radiográficas nem sempre é clara, quando se observa uma radiolucência peri-fixtural suspeita ou uma perda óssea marginal excessiva, recomenda-se a remoção da construção protética e a verificação da estabilidade dos implantes. A mobilidade clínica após a remoção da prótese pode confirmar o diagnóstico radiográfico presuntivo de fracasso do implante.

O exame radiográfico continua a ser uma das principais ferramentas para a deteção de implantes falhados na rotina clínica, apesar de não ser tão exato como o teste de mobilidade.

A radiografia periapical fornece uma imagem bidimensional que só é útil para avaliar as superfícies mesial e distal do implante. Não é fornecida qualquer informação sobre o estado das faces vestibular e lingual. Assim, uma parte considerável da superfície do implante não está acessível para avaliação, e as regiões não osseointegradas podem escapar à deteção.

A avaliação radiográfica dos implantes requer a utilização de radiografias em série efectuadas com uma técnica padronizada. A radiografia pode ser utilizada para efetuar medições da perda óssea da crista, bem como para detetar a presença de radiolucência peri-implantar. Assim, a avaliação de radiografias seriadas corretamente realizadas para detetar a radiolucência peri-implantar é um meio valioso de determinar o sucesso clínico.

E. Percussão:

Sugeriu-se que um som suave à percussão é indicativo de encapsulamento dos tecidos moles, enquanto um som claro de cristalização indica uma osteointegração bem sucedida.

Depois de o médico ter verificado que o pilar está corretamente fixado ao implante, o teste é realizado batendo no pilar com um instrumento metálico solto.[4,5]

Embora seja um teste bastante subjetivo, sem uma base científica sólida, pode fornecer uma indicação útil ao examinador. Também foi sugerido que um tom baço à percussão pode estar presente muito antes dos sinais radiográficos de falha do implante.

O parâmetro ideal para monitorizar as condições do implante deve ser suficientemente sensível para distinguir sinais precoces de falha do implante. Por conseguinte, foram propostos os seguintes parâmetros.

A. Perda óssea marginal progressiva observada radiograficamente:

A perda óssea marginal progressiva é um sinal patológico que pode levar ao fracasso do implante (Fig. 2).

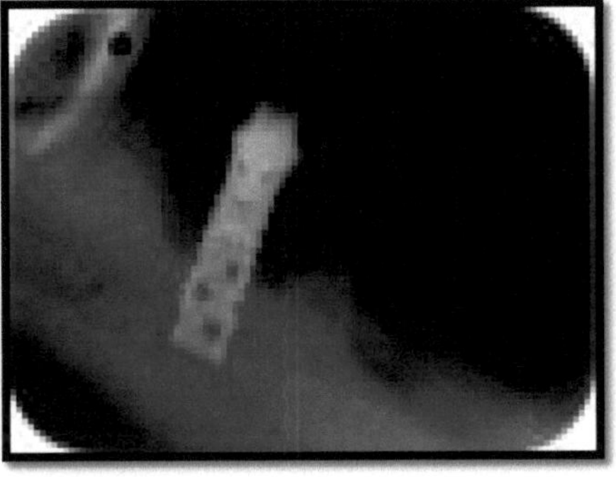

Fig.2. Perda óssea marginal progressiva

Alberktson et al sugeriram como critério de sucesso uma perda óssea marginal inferior a 1,5 mm durante o primeiro ano de carga e, posteriormente, inferior a 0,2 mm por ano. Estes valores foram provavelmente obtidos a partir dos resultados radiográficos sobre a perda óssea marginal média em redor dos implantes Branemark.

No entanto, devido às interações complexas entre o trauma induzido cirurgicamente, a distribuição do stress, a microbiota e a resposta do hospedeiro na perda óssea marginal, o papel exato desempenhado pelos vários desenhos de implantes e caraterísticas da superfície continua por compreender.

A estabilidade do suporte ósseo para os implantes é um critério importante para determinar o sucesso. Sem uma estabilidade relativa do nível ósseo, o implante está condenado ao fracasso. Adell determinou que a perda óssea média para implantes osseointegrados Branemark é de 1,5 mm no primeiro ano, seguida de uma perda óssea média de 0,1 mm por ano.[4,6]

B. Sinais clínicos de infeção tardia

Uma infeção marginal progressiva pode levar ao fracasso do implante. Os sinais clínicos de infeção, tais como tecidos moles hiperplásicos, supuração, inchaço, fistulação, alterações de cor dos tecidos peri-implantares marginais, etc., são sinais que exigem intervenção.

Na ausência de mobilidade e de alterações radiográficas, estes sinais indicam mais uma complicação do que um fracasso.[6,7]

Becker referiu que os implantes falhados apresentavam evidência de mobilidade acrescida e uma elevada incidência de radiolucência peri-implantar. Os locais de implantes mal sucedidos eram caracterizados por profundidades de sondagem de 6 mm ou mais, supuração, perda óssea e microbiota

constituída principalmente por bastonetes anaeróbios gram-negativos.

C. Hemorragia à sondagem:

A hemorragia à sondagem tem sido utilizada para avaliar as condições dos tecidos

peri-implantares (Fig.3). No entanto, descobertas recentes sugerem que não

pode ser utilizado para discriminar entre um estado peri-implantar saudável

ou doente e não tem apoio científico.[7,8]

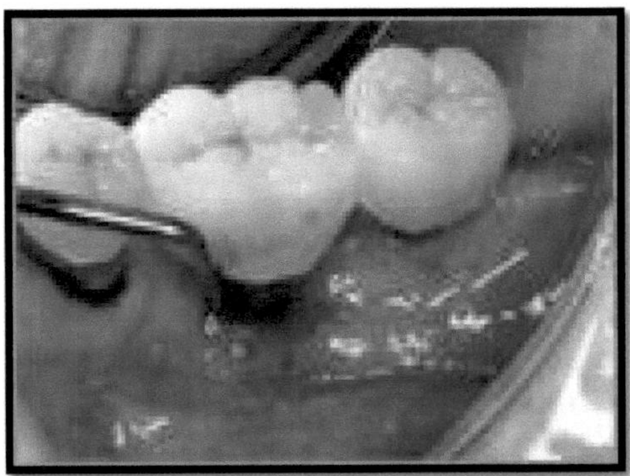

Fig.3. Hemorragia à sondagem

D. Ausência de mucosa queratinizada:

Foi sugerida uma relação e correlação entre a falha do implante e a ausência de

uma faixa adequada de mucosa queratinizada em redor do pilar.

Algumas perdas tardias de implantes têm sido diretamente atribuídas à falta de

mucosa queratinizada. Uma hipótese subjacente a esta ideia é que o tecido queratinizado é mais resistente aos processos inflamatórios destrutivos induzidos pela microbiota oral. No entanto, não existem provas científicas que sustentem esta hipótese. Em conclusão, a mucosa queratinizada não parece estar relacionada com o insucesso dos implantes.[8]

E. Índice de hemorragia sulcular

Pode ser definida como a tendência de hemorragia da mucosa alveolar que rodeia o pilar do implante, observada através da passagem de uma sonda periodontal ao longo da circunferência do pilar, 1 mm para dentro da bolsa da mucosa e paralelamente às margens dos tecidos moles. Apesar das suas próprias limitações (por exemplo, em fumadores), pode ser utilizado para uma avaliação mais objetiva das condições dos tecidos moles peri-implantares superficiais.[9] Embora este parâmetro possa distinguir entre tecidos saudáveis e inflamados, não é capaz de identificar implantes com falhas.[8]

F. Profundidade de sondagem da cavidade

É definida como a distância linear entre a margem livre da mucosa e a base da bolsa. A base da bolsa é geralmente definida como a terminação apical do epitélio juncional. A sondagem não pode ser efectuada facilmente à volta de todos os desenhos de implantes ou pilares.[8] Pode concluir-se que o aumento da profundidade da bolsa pode estar correlacionado com um maior grau de inflamação da mucosa peri-implantar, mas não necessariamente com perda óssea. No entanto, só por si não pode ser utilizado como indicador de uma condição patológica, uma vez que factores adicionais, como a espessura dos tecidos e diferentes comprimentos dos pilares, podem influenciar as avaliações da PPD em redor dos implantes, quando comparadas com os dentes. A profundidade de sondagem progressiva da bolsa ao longo do tempo pode, por conseguinte, ser um melhor indicador de implantes falhados do que as medições absolutas da sonda.

G. Recessão das mucosas

A recessão da mucosa pode ser definida como a distância linear entre a localização da margem livre da mucosa e um ponto de referência fixo. Quando as roscas ou uma superfície rugosa do implante ficam expostas, pode ser difícil manter a área limpa de placa e o prognóstico do implante pode tornar-se questionável (Fig. 4). Caso contrário, a recessão é principalmente um problema estético e não uma indicação de falha dos implantes.[8,9]

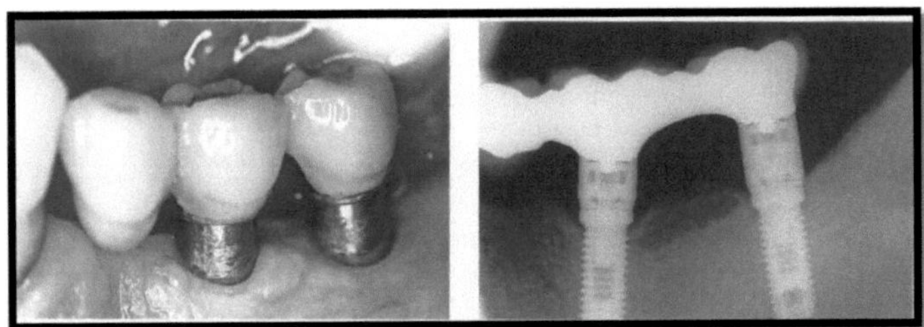

Fig.4. Recessão da mucosa

H. Sondagem dos níveis de vinculação

Trata-se de profundidades de sondagem relacionadas com um ponto de referência fixo no implante, de modo a monitorizar a perda de "fixação" ao longo do tempo. Foi sugerido que medidas aumentadas de 2 mm ou mais devem ser interpretadas como reabsorção do osso alveolar. As mesmas limitações práticas relacionadas com a penetração da sonda e a forma do implante são evidentes. Embora este seja um método mais exato para monitorizar a saúde dos implantes, continua a fornecer informações menos precisas do que as radiografias, particularmente quando os tecidos estão inflamados ou na presença de crateras infra-ósseas.[8]

I. Análise do fluido crevicular:

A análise dos fluidos creviculares, embora capaz de distinguir entre locais saudáveis e inflamados, não demonstrou ser capaz de diferenciar entre inflamação destrutiva e não destrutiva. Por conseguinte, esta técnica ainda não pode ser utilizada para identificar implantes com falhas.[8,9]

REVISÃO DA LITERATURA

Verificou-se que a velocidade de perfuração tem um efeito sobre a temperatura máxima e a duração das temperaturas superiores a 55 graus Celsius apenas na proximidade imediata do furo. O desenho do ponto foi um fator mais significativo e a pré-perfuração foi altamente eficaz como método de minimizar a elevação da temperatura.[10,11]

Foi testado um novo tipo de endoprótese para a reconstrução da articulação metacarpofalângica (MCP). Parece ser possível estabelecer a osteointegração das endopróteses MCP na articulação humana artrótica em casos complicados que eram considerados como contra-indicados para qualquer outra artroplastia articular.[12]

Após o primeiro ano, quase nenhum implante foi perdido e quase nenhum osso marginal. As taxas de sobrevivência dos implantes foram de 84 e 93% para os implantes nos maxilares superior e inferior, respetivamente. Estes resultados permitem um prognóstico muito previsível para as próteses com integração de tecidos.[13]

Os bastonetes não-móveis dominaram a microflora, enquanto as espiroquetas não foram detectadas ou ocorreram em proporções muito baixas. A partir da análise histológica, verificou-se que a maioria das biópsias de tecidos moles (75-80%), tanto dos dentes como dos locais de fixação, continha apenas infiltrados celulares inflamatórios muito pequenos.[14,15]

Não foram observadas diferenças em relação à profundidade de sondagem, exceto nas bolsas linguais da maxila, onde foi observada uma profundidade de sondagem significativamente maior nos fumadores. Concluiu-se que os fumadores podem correr um risco acrescido de periodontite. Além disso, os sintomas inflamatórios gengivais parecem ser suprimidos nos pacientes que fumam.[16,17]

O efeito de procedimentos de limpeza específicos foi examinado nas superfícies de 3 tipos de implantes com diferentes revestimentos e formas (implantes pulverizados com plasma [PS]; implantes revestidos com hidroxiapatite [HA]; e parafusos de superfície lisa de titânio) utilizando um microscópio eletrónico de varrimento.[18]

O tratamento parodontológico e mucogengival é muito bem sucedido no caso de um fracasso previsto dos implantes.[19]

Este estudo avaliou a resposta dos tecidos à implantação subcutânea de hidroxilapatite não porosa (HA) em 24 ratos com diabetes induzido (ID) e 24 ratos sem diabetes (ND).[20]

Esta análise prospetiva identifica factores associados à remoção de implantes endósseos, bem como factores associados à morbilidade dos implantes que resultam em visitas não programadas dos doentes.[21]

Este estudo examinou a capacidade dos fibroblastos de cultura de tecidos para se fixarem e colonizarem na superfície de implantes dentários de titânio puro após a instrumentação da superfície do implante com curetas de composição diferente.[22]

Foram utilizadas análises clínicas e de sondas de ADN para avaliar 36 locais de implantes falhados em 13 pacientes. Os implantes que falharam mostraram evidência de mobilidade aumentada e uma elevada incidência de radiolucências peri-implantares nas radiografias.[23]

O objetivo do presente estudo foi avaliar a influência de diferentes caraterísticas da superfície na integração óssea de implantes de titânio. [24,25]

Os implantes osseointegrados são atualmente uma parte aceite do tratamento protético de pacientes edêntulos. Mais recentemente, os implantes osseointegrados têm sido defendidos no tratamento de pacientes parcialmente dentados.[26,27]

Um relato de caso especial mostra que os problemas psicossomáticos e as dores na região maxilofacial podem ser a causa do fracasso dos implantes dentários.[28,29]

Os implantes jateados também apresentavam regiões de aposição direta osso-implante, mas estas áreas estavam limitadas a uma proporção menor da área total da interface. Não se registou qualquer evidência de quebra ou alteração na espessura do revestimento de HA.[30]

A gestão dos distúrbios ósseos metabólicos é uma consideração importante no diagnóstico, planeamento do tratamento e monitorização a longo prazo dos implantes dentários. [31,32]

Aparentemente, a cirurgia de implantes e a anestesia necessária parecem ser procedimentos seguros, mesmo em doentes clinicamente comprometidos.[33]

O objetivo da investigação era obter uma melhor compreensão das reacções inflamatórias marginais em torno de implantes osseointegrados.[34]

O objetivo deste estudo foi investigar a possibilidade de tratamento antimicrobiano de infecções peri-implantares associadas a uma microbiota subgengival semelhante à da periodontite.[35]

Este estudo de caso-controlo compara a prevalência do consumo de cigarros entre os pacientes de um consultório periodontal (casos) com a dos pacientes de consultórios dentários gerais de referência (controlos).[36]

O sucesso da osseointegração depende, em parte, do estado do leito do hospedeiro. Por conseguinte, têm sido levantadas preocupações relativamente à osteoporose, uma condição que se acredita estar associada a uma diminuição da qualidade e quantidade óssea.[37]

De acordo com a literatura médica, a osteoporose e as patologias ósseas relacionadas estão a aumentar em proporções epidémicas. A etiologia exacta da doença é desconhecida, mas os factores hormonais, alimentares e genéticos contribuem todos para a perda de densidade óssea.[38]

Uma clínica de cirurgia oral e maxilofacial colocou e avaliou 690 implantes dentários revestidos a hidroxiapatite de 1985 a 1993. Muitos implantes foram colocados em pacientes com condições comprometidas, como a falta de altura ou largura do osso.[39]

Este estudo examinou a sobrevivência do implante de cilindro endósseo, definida como a presença não qualificada do implante na boca no final do período de observação, em 598 pacientes VA consecutivos, com um total de 2098 implantes.[40]

Uma análise retrospetiva comparou a taxa de sucesso da osteointegração de implantes Nobelpharma na cirurgia de fase 2. [41,42]

Este estudo prospetivo multicêntrico sobre a utilização de um sistema de implantes envolveu 9 centros e relata os aspectos periodontais após 3 anos de observação.[43]

Os filtrados de culturas livres de células de Porphyromonas gingivalis cultivadas em caldo Wilkins-Chalgren estimularam o crescimento de seis estirpes de Treponema denticola em caldo 1186, quando comparados com o efeito de WC não inoculado. [44,45]

Este artigo analisa o resultado de 2.194 implantes Brånemark colocados em 540 pacientes por um dos autores durante um período de 6 anos.[46]

Block e Kent (1994)[47] fizeram o acompanhamento de 715 implantes revestidos a HA durante 8 anos e registaram uma taxa de sucesso cumulativa de 87%.

Shernoff et al (1994)[48] registaram uma taxa de insucesso de apenas 2,2% em doentes diabéticos de tipo II. No entanto, o insucesso aumentou para 7,3% ao fim de 1 ano.

Chavrier et al (1994)[49] demonstraram, com técnicas de imunofluorescência, uma distribuição semelhante das glicoproteínas intersticiais colagénicas e não colagénicas (fibronectina) do tecido queratinizado humano em redor de implantes IM 2 bem sucedidos e de dentes saudáveis.

Linden e Mullally (1996)[50] relataram níveis semelhantes de placa bacteriana para fumadores e não fumadores. No entanto, os fumadores apresentavam mais cálculo subgengival, mais sangramento à sondagem, bolsas periodontais mais profundas e mais locais com perda de inserção periodontal superior a 2 mm.

De Bruyn e Collaert (1994)[51] encontraram uma diferença significativa na incidência de falha precoce dos implantes (antes da carga funcional com F.P.D.) entre fumadores e não fumadores. Numa série de 244 fixações Branemark colocadas no maxilar, ocorreram falhas em 31% dos fumadores, apesar de a qualidade óssea ser excelente, de terem sido utilizadas fixações longas e de a estabilidade inicial ser boa.

Shackleton, Carr, Slabbert e Becker (1994)[52] referiram que foram recomendados na literatura vários comprimentos de cantilever para próteses fixas suportadas por implantes. Não existem dados científicos disponíveis para a seleção de um comprimento específico, tendo sido comunicados diferentes pontos de vista. Os autores defendem que cantilevers mais longos levam a um maior risco de fracasso. Este estudo examinou a sobrevivência de próteses fixas suportadas por implantes utilizando diferentes comprimentos de cantilever e oferece apoio clínico para esta afirmação.

Jeffcoat et al (1995)[53] sugeriram que o medicamento anti-inflamatório fluribiprofeno, em doses adequadas, pode poupar osso à volta dos implantes endósseos.

Margelos e Verdelis (1995)[54] relataram a necrose pulpar de dentes vitais junto a implantes dentários que exigiram uma terapia subsequente do canal radicular e/ou a remoção de um implante adjacente falhado ou ambos.

Calverly e Konopka (1995)[55] recomendaram uma técnica que utiliza um instrumento de cera eletrónico para melhorar a precisão e a suavidade ao aparar áreas de linhas suaves.

Waner et al (1995)[56] demonstraram, num modelo de macaco com implantes ligados, que os locais sem tecido queratinizado apresentavam mais recessão e uma perda de fixação ligeiramente superior, secundária à acumulação de placa.

Dixon Sadler e McKay (1995)[57] referiram um problema comum associado à restauração com implantes de um único dente - o afrouxamento do parafuso do pilar. Os fabricantes de implantes tentaram ultrapassar este problema incorporando caraterísticas de design anti-rotacional nos seus sistemas. São necessários micro movimentos e níveis de binário para soltar os parafusos dos pilares rectos e angulados. Nesta investigação in vitro, foram examinadas combinações de pilar/implante com parafuso anti-rotacional de três fabricantes diferentes.

Foi utilizada uma máquina personalizada e cada amostra foi sujeita a um movimento recíproco horizontal de compressão numa inclinação de 25° durante um período simulado de um mês. Os dados gerados mostraram os movimentos do complexo coroa/pilar durante a aplicação da força. A quantidade de torque necessária para soltar o parafuso do pilar antes e depois do teste também foi registada e comparada para cada sistema. Os resultados não indicaram qualquer diferença significativa entre o pilar completo reto e o pilar angulado para os estudos variáveis.

Zeitler e Fridich (1996)[58] referiram que a perfusão dos tecidos e as doenças microvasculares têm um papel importante na cicatrização de feridas. No seu relatório, descrevem a importância da oxigenação dos tecidos e da tensão de oxigénio, na medida em que se relacionam com a perfusão dos tecidos, como fator na cicatrização dos tecidos. Doenças sistémicas como a esclerodermia, o lúpus eritematoso sistémico, a artrite reumatoide e a síndrome de Sjogren têm alterações microvasculares que podem causar uma diminuição da oxigenação devido a uma vascularização deficiente e têm um potencial de cicatrização de feridas reduzido.

Fujimoto e Fridberg et al (1996)[59] relataram a integração bem sucedida de implantes em pacientes com osteoporose.

Blomguist et al (1996)[60] efectuaram uma análise retrospetiva de 49 pacientes que receberam aumento de enxerto ósseo no seio maxilar em conjugação com a colocação de implantes. 11 pacientes apresentaram taxas de stress significativamente reduzidas. Compararam os 11 pacientes com os restantes 38 pacientes no que diz respeito às qualidades ósseas, avaliadas por osteometria óssea e testes hematológicos e urinários selecionados. A densidade relativa da massa óssea diminuiu significativamente nos doentes com falhas de implantes. Os autores concluíram que a osteoporose pode contribuir para a perda excessiva de implantes.

Nagano et al (1996)[61] sugeriram que o revestimento de fosfato de cálcio deve ser utilizado para estimular a cicatrização óssea inicial adjacente à superfície do implante e, em seguida, ser reabsorvido. À medida que o revestimento é reabsorvido, o osso liga-se à superfície do titânio ou da liga de titânio e mantém a estabilidade no osso.

Wheeler (1996)[62] relatou uma taxa de sobrevivência cumulativa para implantes revestidos com hidroxiapatite de 77% na maxila e 81% na mandíbula, que foi inferior à taxa de sobrevivência cumulativa para implantes pulverizados com plasma de titânio de 86% na maxila e 96% na mandíbula. Embora as diferenças não fossem estatisticamente significativas, concluiu que o revestimento de hidroxiapatite causou problemas crónicos que resultaram numa maior falha do implante do que os implantes pulverizados com plasma de titânio.

Lindquist et al (1996)[63] compararam a perda óssea marginal em torno de implantes dentários osseointegrados entre fumadores e não fumadores. Após 10 anos, a perda média nos fumadores foi de 1,25 mm, mas apenas 0,65 mm nos não fumadores.

Gerard e Larsen (1996)[64] referiram que a falha do implante é uma consequência da carga protética após a determinação clínica de uma cicatrização bem sucedida na fase 1 e que é mal compreendida. Uma premissa básica do protocolo protético aceite é a ligação passiva de próteses de várias unidades à falha do implante; esta premissa básica de passividade foi testada experimentalmente antes do estudo da investigação de carga funcional. O objetivo deste estudo preliminar foi medir a resposta óssea em torno de implantes colocados na mandíbula de babuínos que suportaram próteses com dois níveis de ajuste e sem carga oclusal.

Bain (1996)[65] efectuou um estudo que analisou o resultado inicial de 223 implantes Branemark conectivos colocados em 78 pacientes por um operador. Os pacientes foram divididos em três grupos - não fumadores, fumadores que seguiram um protocolo de cessação tabágica e fumadores que continuaram a fumar. Verificou-se uma diferença estatisticamente significativa entre as taxas de insucesso no grupo de fumadores e não fumadores, e entre os fumadores que seguiram um protocolo de cessação tabágica e os grupos de fumadores, mas não entre os não fumadores e as pessoas que deixaram de fumar. Concluiu-se que o protocolo de cessação tabágica descrito é bastante promissor na melhoria das taxas de sucesso da osteointegração nos fumadores que o seguem.

Isidor (1996)[66] avaliou a degradação do osso em redor de implantes orais após carga oclusal excessiva ou acumulação de placa bacteriana em macacos. Foram inseridos cinco implantes tipo parafuso de titânio puro na mandíbula de quatro macacos. Dois implantes foram colocados em cada um dos segmentos laterais e um na zona frontal. Cada macaco recebeu dois splints cimentados cobrindo os pré-molares e molares do lado direito e esquerdo da maxila, respetivamente. Seis meses após a inserção do acessório, foi montada uma prótese parcial fixa sobre os dois implantes num dos segmentos laterais. As próteses estavam em contacto supra-oclusivo com a tala antagonista.

Cada prótese foi substituída no decurso da experiência. As próteses renovadas provocaram uma deslocação lateral da mandíbula durante a oclusão e, por conseguinte, resultaram numa carga oclusal excessiva lateral e não axial. Os implantes que retinham as próteses foram escovados uma vez por semana e a limpeza subgengival foi efectuada uma vez por mês. Os restantes implantes nunca foram limpos e, além disso, foi colocado passivamente um cordão de algodão à volta de cada um deles para promover a acumulação de placa bacteriana. 5 dos 8 implantes com carga oclusal excessiva perderam a ossiointegração (mobilidade e radiolucência peri-implantar). A perda de osseointegração foi observada 4,5 meses a 15,5 meses após o início da sobrecarga oclusal. Nenhum dos implantes com acumulação de placa perdeu a osteointegração. Embora tenha sido avaliada uma perda média de 1,8 mm no nível ósseo radiográfico após 18 meses.

Balshi (1996)[67] efectuou uma análise de 4.045 implantes colocados em função durante um período de 5 anos, tendo obtido oito implantes fracturados. Todas as fracturas apresentavam perda óssea marginal associada. A maioria (6-8) suportava próteses posteriores. Foram diagnosticados hábitos parafuncionais em todos os pacientes com implantes fracturados, sendo que a maioria dos pacientes apresentava afrouxamento ou fratura dos parafusos de ouro da prótese ou dos parafusos do pilar antes da fratura.

Takeshita et al (1997)[68] estudaram ratos diabéticos e não diabéticos tratados com implantes revestidos a hidroxiapatite colocados na tíbia de ratos. O grupo com diabetes apresentou uma redução de 30% no contacto ósseo e uma redução de 50% na espessura óssea.

Dent et al (1997)[69] avaliaram a influência dos antibióticos pré-operatórios no insucesso dos implantes endósseos até à fase cirúrgica, inclusive. Foram avaliados 2641 implantes colocados no implante dentário.

Cochron et al (1997)[70] relataram a dimensão física da largura biológica da função implanto-gengival em implantes carregados e não carregados não submersos em modelo de cão. O valor médio aos 3 meses foi de 0,5/0,49 mm para a profundidade do sulco, 1,44/1,16 mm para o epitélio juncional e 1,01/1,36 mm para o tecido conjuntivo, respetivamente. O autor concluiu que a largura biológica à volta do implante é uma estrutura estável, formada fisiologicamente, semelhante ao dente natural.

Augthum et al (1997)[71] salientaram a importância da utilização de regimes antibióticos para cobrir tanto os anaeróbios obrigatórios como os facultativos em bolsas periimplantares profundas, particularmente se não for possível obter amostras adequadas para estudos de cultura e sensibilidade. Sugeriram a utilização de metronidazol e amoxicilina, à semelhança de relatos anteriores na literatura.

Veng et al (1997)[72] investigaram o efeito da inalação intermitente de fumo na cicatrização óssea em coelhos. Tanto a evidência histológica da cicatrização como a força de torção foram significativamente mais fracas nos animais experimentais. O sucesso da revascularização dos enxertos ósseos e dos locais de fratura também é reduzido nos fumadores.

Maurizio S.Tonetti (1999)[73] efectuou um estudo para determinar o sucesso e o insucesso dos implantes dentários osseointegrados com forma de raiz e examinou a conclusão de que os insucessos dos implantes não estão distribuídos aleatoriamente nas populações tratadas e que a perda de implantes se concentra em grupos e indivíduos específicos de alto risco.

David L Brisman et al (2001)[74] relataram fracassos de implantes associados a dentes tratados endodonticamente assintomáticos. Concluíram que a incapacidade de identificar de forma consistente os dentes tratados endodonticamente com potencial contaminação microbiana resultou num novo dilema em torno dos casos de implantes.

SStellingman et al (2004)[75] efectuaram um estudo que visa os procedimentos relacionados com a mandíbula edêntula severamente reabsorvida e o tratamento com implantes dentários. O estudo inclui o implante transmandibular, o implante endósseo curto e procedimentos reconstrutivos, como a osteogénese de distração, o aumento do rebordo mandibular com osso autógeno e substitutos ósseos, seguidos da colocação de implantes.

Ana Mellado Valero et al (2006)[76] efectuaram um estudo para avaliar os efeitos da diabetes na osseointegração de implantes dentários e na cicatrização de tecidos moles. Em modelos experimentais de diabetes, foi demonstrado um nível reduzido de contacto osso-implante, que pode ser revertido através do tratamento com insulina. Em comparação com a população em geral, observa-se uma taxa de insucesso mais elevada em pacientes diabéticos.

Mirza RustamBaig, ManojRajan (2007)[77] realizaram um estudo para estabelecer a relação entre o tabagismo e os procedimentos cirúrgicos relacionados com implantes, incluindo a incidência de complicações relacionadas com estes procedimentos e a sobrevivência a longo prazo e as taxas de sucesso dos implantes dentários entre fumadores e não fumadores. Concluíram que os fumadores apresentam taxas de insucesso e complicações mais elevadas na sequência de implantes dentários e de procedimentos cirúrgicos relacionados com implantes. A taxa de insucesso dos implantes colocados em seios maxilares enxertados de fumadores é mais do dobro da observada em não fumadores.

Liran Levin (2008)[78] em 2008 estudou diferentes métodos e modalidades de tratamento para lidar com o insucesso dos implantes dentários. Os factores de previsão relatados para o sucesso e insucesso dos implantes dividem-se geralmente em factores relacionados com o paciente (por exemplo, estado de saúde geral do paciente, hábitos tabágicos, quantidade e qualidade do osso, manutenção da higiene oral, etc.), caraterísticas do implante (por exemplo, dimensões, carga de revestimento, etc.), localização do implante e experiência do médico.

Per Aspenberg (2009)[79] efectuou um estudo piloto no qual cinco pacientes edêntulos receberam sete implantes dentários, cada um dos quais revestido com bisfosfonatos. A estabilidade da fixação foi estimada através da medição da frequência de ressonância de vibração, mas o problema com o revestimento ósseo com bisfosfonatos é que provavelmente não pode ser reabsorvido com rapidez suficiente para que a lesão se cure. Nos implantes dentários revestidos, apenas o osso adjacente ao implante conteria bisfosfonato e este poderia ser facilmente removido juntamente com o implante, se necessário. Apesar de ser anti-reabsortivo, o bisfosfonato pode paradoxalmente aumentar a quantidade de osso adjacente a um implante, levando a uma melhor fixação.

Mistry S et al (2011)[80] realizaram um estudo no qual a hidroxiapatite e os implantes revestidos com vidro bioativo foram avaliados quanto ao seu comportamento no tecido ósseo após a implantação e concluíram que o vidro bioativo é um bom material de revestimento alternativo para implantes dentários.

Mano T et al (2011)[81] efectuaram um estudo para comparação do titânio revestido com apatite preparado pelos métodos de revestimento por jato e pulverização por chama. Neste estudo, foi avaliada a osteocondutividade e a resposta dos tecidos aos implantes de titânio revestidos com apatite e aos implantes pulverizados por chama. O titânio puro foi utilizado como controlo. Concluíram que os implantes revestidos a jato apresentam uma maior osteocondutividade do que os implantes pulverizados por chama e que os implantes revestidos a jato são benéficos para a fixação precoce de implantes no tecido ósseo.

Pivodova V et al (2011)[82] efectuaram um estudo sobre a procura de marcadores de biocompatibilidade. Concluíram que a superfície do material do implante dentário deve melhorar a fixação firme do implante ao epitélio juncional, ao tecido conjuntivo mole e ao osso. Para efeitos de biocompatibilidade do implante dentário, são utilizados vários marcadores produzidos por osteoblastos ou por células do ligamento periodontal. Os marcadores mais típicos dos osteoblastos e dos fibroblastos são a fosfatase alcalina e o colagénio-1, respetivamente.

Saini N et al (2011)[83] realizaram um estudo para comparar a eficácia do PRP autólogo (plasma rico em plaquetas) em combinação com fosfato beta-tricálcico versus fosfato beta-tricálcico isolado no tratamento de defeitos infra-ósseos humanos. Concluíram que a combinação de plasma rico em plaquetas e fosfato beta-tricálcico conduziu a uma melhoria clínica e radiográfica significativamente mais favorável em defeitos periodontais infra-ósseos.

Frojd V et al(2011)[84] realizaram um estudo para avaliar o efeito do revestimento de óxido de titânio nanoporoso e da modificação anodizada de iões de cálcio das superfícies de titânio na formação precoce de biofilme microbiano. Concluíram que a modificação nano-topográfica das superfícies lisas de titânio não teve qualquer efeito na adesão ou na formação precoce de biofilme por S.Sanguinis e A.Naeslundii, em comparação com as superfícies torneadas ou as tratadas com oxidação anódica na presença de ião de cálcio. A presença de saliva levou a um biovolume de biofilme significativamente maior, mas não foram observadas diferenças significativas entre as superfícies testadas. Estes dados sugerem, portanto, que a modificação com óxido de titânio nanoporoso derivado de sol-gel, que demonstrou melhorar a osteointegração e a cicatrização de tecidos moles in vivo, não causa uma maior formação de biofilme pelas duas espécies comensais orais testadas do que as outras superfícies.

SreenivasKoka, George Zarb (2012)[85] efectuaram um estudo para analisar a adaptação de cicatrização no contexto da osseosuficiência, osseoseparação e fracasso do implante dentário.

Cabezas, Mojon J et al (2012)[86] efectuaram um estudo para avaliar os tipos de enxerto utilizados para o aumento do seio maxilar e analisaram as taxas de sucesso dos implantes dentários inseridos nestas áreas, analisando o material de enxerto utilizado, os tipos de superfície do implante e o momento da colocação do implante. Concluíram que, ao efetuar o aumento do seio maxilar, os materiais de substituição óssea são tão eficazes como o osso autólogo, quer sejam utilizados isoladamente ou em combinação com osso autólogo. Os tratamentos da superfície do implante podem ter um efeito importante na sobrevivência do implante e parece que as superfícies rugosas são a melhor opção.

Yip JK et al (2012)[87] efectuaram um estudo para investigar a associação entre a utilização de terapia com bifosfonatos orais e a falha de implantes dentários e concluíram que existe um risco acrescido de falha de implantes associado aos bifosfonatos orais.

Alberto Monje et al (2013)[88] Este estudo demonstrou que, a longo prazo, os implantes de <10 mm são tão previsíveis como os implantes mais longos. No entanto, falham numa fase mais precoce em comparação com os implantes padrão.

Inmaculada Ortega-Oller et al (2014)[89] Esta meta-análise mostrou que os implantes mais estreitos (<3,3 mm) tinham taxas de sobrevivência significativamente mais baixas em comparação com os implantes mais largos (≥3,3 mm). Outras variáveis, como o tipo de prótese, a superfície do implante e o momento da carga protética, influenciaram as taxas de sobrevivência dos implantes.

Andreas Max Pabstetet al(2015)[90] Foi criada uma base de dados para incluir pacientes tratados com implantes dentários posteriores às cúspides maxilares. As variáveis independentes consideradas preditivas de potencial insucesso do implante incluíram (1) elevação do seio maxilar, (2) comprimento do implante, (3) diâmetro do implante, (4) indicação, (5) região do implante, (6) momento da colocação do implante, (7) aumento numa vs. duas fases, e (8) modo de cicatrizaçãoNenhum dos parâmetros avaliados foi identificado como preditivo de insucesso do implante na maxila posterior.

Valerie H. S. Tey (2016)[91] foram demonstradas elevadas taxas de sobrevivência (98,4%) tanto para os implantes dentários unitários como para as respectivas coroas unitárias após 5,2 ± 1,5 anos. No entanto, as taxas de sucesso foram consideravelmente mais baixas (84,9%), indicando que as complicações biológicas e técnicas.

Chrcanovic BR et al (2017)[92] realizaram um estudo para identificar e analisar o comportamento de clusters de falhas de implantes dentários entre indivíduos de um estudo retrospetivo que incluiu pacientes que receberam pelo menos três implantes apenas. Os pacientes que apresentaram pelo menos três falhas de implantes foram classificados como apresentando um comportamento de cluster. Os modelos de regressão logística univariada e multivariada e a análise de equações de estimativa generalizada avaliaram o efeito das variáveis explicativas no comportamento do grupo. Os resultados mostraram que havia 1406 pacientes com três ou mais implantes (8337 implantes, 592 falhas). Sessenta e sete (4,77%) pacientes apresentaram comportamento de cluster, com 56,8% de todas as falhas de implantes. A ingestão de antidepressivos e o bruxismo foram identificados como potenciais factores negativos que exercem uma influência estatisticamente significativa num comportamento de grupo ao nível do paciente. Os factores negativos ao nível dos implantes foram os implantes virados, os implantes curtos, a má qualidade óssea, a idade do paciente, a ingestão de medicamentos para reduzir a produção de ácido gástrico, o tabagismo e o bruxismo. Concluiu-se que é altamente provável a existência de um padrão de agrupamento entre os doentes com insucesso dos implantes. Os factores de interesse como preditores de falhas de implantes podem ser uma série de factores sistémicos e locais, embora não se possa determinar uma relação causal direta.

Krisam J et al (2019)[93] avaliaram a falha precoce e os possíveis fatores de risco para a falha de implantes dentários colocados em condições baseadas na prática. Para efeitos do estudo, foram analisados dados anónimos de 106 pacientes com 186 implantes dentários. Foi avaliada a presença de cicatrização bem-sucedida (sim/não) no momento da incorporação da prótese final. Foram compilados modelos mistos para cada variável alvo, de modo a permitir estimar os efeitos das condições relacionadas com o paciente e com o implante no risco de fracasso precoce do implante. Os resultados mostraram que nove dos 186 implantes (4,8%) colocados em 106 participantes falharam antes da incorporação da prótese definitiva. A utilização de implantes mais curtos (< 10 mm) e a necessidade de procedimentos de aumento foram associados a um maior risco de fracasso precoce do implante. Para implantes mais curtos, o risco foi 5,8 vezes maior do que para implantes mais longos (p = 0,0230). A utilização de procedimentos de aumento aumentou o risco por um fator de 5,5 (p = 0,0174). Concluiu-se que os implantes colocados na clínica dentária com especialização em implantologia cicatrizam com sucesso. A utilização de procedimentos de aumento e de implantes mais curtos do que 10 mm parece estar associada a um maior risco de fracasso precoce dos implantes.

Staedt H et al (2020)[94] teve como objetivo analisar potenciais factores de risco para o insucesso precoce e tardio dos implantes dentários (DIF) num ensaio clínico de coorte. Num consultório privado, foram colocados 9080 implantes durante um período de 10 anos. Em caso de DIF, os dados foram classificados em DIF precoce e DIF tardia e comparados entre si no que diz respeito ao sexo, idade, local de implantação, geometria do implante e doenças sistémicas dos pacientes. Os resultados revelaram que trezentos e cinquenta e um implantes falharam durante o período de observação (taxa de sobrevivência: 96,13%). A DIF precoce ocorreu em 293 implantes (83,48%) em comparação com a DIF tardia em 58 implantes (16,52%). Foi observada uma DIF precoce significativa na mandíbula (OR = 3,729, $p < 0,001$) - especialmente na área posterior - e em pacientes mais jovens ($p = 0,017$), enquanto que uma maior probabilidade de DIF tardia foi associada a implantes maxilares (OR = 3,729, $p < 0,001$) e a pacientes mais velhos. Concluiu-se que a DIF precoce é cerca de duas vezes mais comum do que a DIF tardia. Os principais factores de risco para a DIF precoce são a localização do implante na mandíbula (posterior), bem como a idade mais jovem. Pelo contrário, a DIF tardia está mais associada a pacientes mais velhos, à qualidade do osso esponjoso e a implantes mais longos.

Momen A. Atieh et al (2021) concluíram que não existem provas suficientes para apoiar a utilização de um torque de inserção elevado ou regular, mesmo com restauração/carga imediata do implante. As taxas de insucesso dos implantes a curto prazo, as alterações no nível ósseo marginal e as taxas de complicações foram comparável quando foram utilizados binários de inserção elevados ou regulares para a colocação do implante.

O intervalo de confiança alargado indicou que os resultados não podem ser interpretados como um benefício clinicamente significativo para a utilização de um binário de inserção elevado ou regular.

CLASSIFICAÇÃO DAS COMPLICAÇÕES DOS IMPLANTES

Vários autores tentaram classificar as possíveis complicações dos implantes. Algumas das classificações importantes[7] são apresentadas de seguida:

1. Por uma equipa sueca (Branemark et al)

2. Pela equipa da U.C.L.A. (Beumer, Moy)

3. Complicações protéticas por Thomas. D, Taylor

4. Por Hubertus Spiekermann

<u>1. Pela equipa sueca</u>

a. Perda de ancoragem óssea

i.   Perfuração muco periosteal

ii.   Traumatismo cirúrgico

b. Problemas gengivais

i.   Gengivite proliferativa

ii.   Formação de fístulas

c. Complicações mecânicas

 i. Fracturas de fixação

ii.   Fracturas da prótese, parafusos de ouro, parafusos do pilar

d. Excesso de reabsorção óssea

i. Formação de placa ou cálculo

ii. Problemas periodontais

e. Complicação protética

i. Espaço insuficiente por baixo da prótese totalmente fixada ao osso

prótese

 ii. Os pilares penetram na mucosa alveolar (descolam o tecido)

iii. Fracturas de parafusos: Parafusos de ouro ou de pilar

iv. Fratura em acrílico ou porcelana

v.   Falhas de fixação posterior no maxilar

2. Equipa U.C.L.A. (Beumer Moy)

a. Complicações na cirurgia do estádio I

 i. Lesão do nervo mental

ii.   Penetração num seio, na cavidade nasal ou através do bordo inferior da mandíbula

iii.   Excesso de rebaixamento

iv.   Exposição da linha

v.   Brocas excêntricas, machos

vi.   Decapagem de fios

vii.   Fratura da mandíbula

viii.   Equimoses, mais comuns em doentes mais velhos

ix.   Deiscência da ferida

x.   Abcesso do espaço facial, submental, submandibular, angina de Ludwig

xi.   Abcesso de sutura

xii.   Parafuso de cobertura solto

b. Complicações na cirurgia de estádio II

i. Má seleção da altura do aparelho

ii.   Colocação incorrecta do aparelho: não podem ser utilizados mais de 35°.

iii.   Porca sextavada danificada na parte superior do aparelho

iv.   Pilar solto

v. Parafuso de pilares fracturados

vi.   Carga precoce da prótese

vii.   Má qualidade do caudal de ar com uma conceção de água elevada

viii.   Aspiração dos instrumentos

ix.   Exposição da linha

3. Complicações protéticas por Thomas D. Taylor

a. Perda de osseointegração como complicação protética

b. A falta de planeamento pré-cirúrgico como complicação

c. Complicações do projeto de pontes

d. Falta de alinhamento dos implantes como complicação protética

e. Fratura do componente como complicação protética

f. Desgaste oclusal

g. Complicações dos tecidos moles

h. Complicações da ATM e da tensão muscular

i. Crescimento ósseo sob os implantes cantilever como complicação protética.

4. Por Hubertus Spiekermann

A. Complicações cirúrgicas

i. Intra-operatório: Hemorragia, lesão nervosa, abertura do seio maxilar ou

Seio nasal, fratura do maxilar.

ii. Consequências de uma colocação incorrecta do implante

a) Deiscência óssea

b) Perfuração óssea

c) Danos nos dentes adjacentes

d) Estabilidade primária insuficiente

iii. Pós-operatório

1. Complicações pós-operatórias imediatas

a) Hemorragia

b) Hematoma

c) Edema

d) Infeção precoce

e) Separação da margem da ferida

f) Perfuração da mucosa

g) Enfisema cirúrgico

h) Mobilidade dos implantes

2.Complicações pós-operatórias tardias

a) Patologia peri-implantar e complicações dos tecidos moles.

- Fratura de implante

- Dor crónica

- Sinusite crónica

- Lesões nervosas secundárias

- Irritação das mucosas

b) Complicações protésicas

i. Localização desfavorável do implante e orientação do eixo dos implantes

ii. Afrouxamento e fratura do pilar protético

iii. Afrouxamento e fratura de parafusos oclusais

iv. Fratura de estrutura

v. Complicações estéticas

vi Complicações funcionais

vii. Perda de implantes

COMPLICAÇÕES CIRÚRGICAS

Hemorragia [8,96, 100]

Se o procedimento for devidamente planeado e o trajeto da incisão for correto, não é necessário recear uma hemorragia excessiva durante a cirurgia (tenha especial cuidado com os doentes de risco). A hemorragia ocorre normalmente a partir do osso trabacular, se o rebordo alveolar tiver de ser remodelado, e durante a preparação do leito do implante. No entanto, esta hemorragia cessa normalmente de forma espontânea ou, pelo menos, quando o implante está completamente assente. Uma hemorragia arterial ou venosa abundante indica uma lesão vascular. Esta ocorrência pode levar a uma hemorragia extensa no espaço submandibular, resultando numa obstrução aguda das vias aéreas com risco de vida nas primeiras horas após a cirurgia. A hemorragia pode espalhar-se facilmente nos tecidos soltos do pavimento da boca, na área sublingual e no espaço entre os músculos linguais, o que pode exigir intubação ou uma traqueostomia de emergência.

Nos segmentos posteriores da mandíbula, isto pode ocorrer:

1) Se o canal mandibular for violado.

Causa: Não observância da "zona de segurança" mínima de 1 mm.

Tratamento: Tirar imediatamente uma radiografia com o calibre de medição no local e, em seguida, colocar um implante mais curto do que o planeado; caso contrário, fechar bem a ferida com suturas.

2)Se a artéria lingual estiver lesionada. Causa: Perfuração na face lingual do processo alveolar no segmento distal da mandíbula, geralmente na fossa sublingual.

Tratamento: Expor a artéria lingual e ligá-la.

Na maxila, pode ocorrer hemorragia se a artéria palatina for danificada, ou também a partir da mucosa nasal. Foi registada uma hemorragia com risco de vida imediatamente após a colocação de implantes ósseos terminais na mandíbula anterior. O inchaço do espaço submental requer a ligadura extra-oral imediata de uma artéria hemorrágica na sala de operações.

Foi registada uma hemorragia contínua com inchaço facial, várias horas após a inserção do implante, que exigiu que o doente fosse levado para o bloco operatório para ligadura de um vaso. Uma hemorragia potencialmente fatal pode seguir-se à inserção do implante. Os cirurgiões também devem considerar outras fontes potenciais de hemorragia e subsequente formação de hematoma, incluindo lesões nos músculos ou noutros tecidos moles. Os médicos que inserem implantes devem conhecer a anatomia da área e as técnicas de gestão de hemorragias graves.[23]

Danos nos nervos[96]

Nervo alveolar inferior:

O canal mandibular pode desviar-se do seu curso e localização normais; por conseguinte, qualquer tentativa de preparar um leito de implante lateral ao canal mandibular é extremamente arriscada. Se um instrumento ou o implante entrar em contacto com o nervo, o doente sentirá normalmente uma sensação de dor, mesmo sob anestesia. Se isto ocorrer, o cirurgião deve interromper imediatamente o procedimento, efetuar radiografias adequadas e ligar o nervo o mais rapidamente possível.

Nervo Lingual:

Askary A.S. (1999) sugeriu que uma forma de evitar danos ao nervo lingual durante a preparação do leito do implante é colocar um elevador largo entre a placa cortical lingual da mandíbula e o retalho mucoperiosteal. A lesão do nervo lingual leva à perda de sensibilidade nos dois terços anteriores da metade ipsilateral da língua. Se as fibras da corda do tímpano forem cortadas, o doente perderá também algumas sensações primárias (doce, ácido, salgado).

Abertura do seio maxilar ou do seio nasal:

O maxilar posterior pode ser a área mais difícil de restaurar com implantes de forma radicular de duas fases. O osso maxilar é normalmente de pior qualidade do que o osso mandibular, e o seio maxilar limita a quantidade de osso disponível. Muitas vezes, o fundo do seio é perfurado aquando da inserção de implantes na parte posterior do maxilar. Embora esta não seja uma complicação grave, Branemark et al (1984) referiram que a perfuração do fundo do seio reduz as hipóteses de sobrevivência dos implantes para 71% a 72%. Após a conclusão da preparação do leito do implante, este deve ser cuidadosamente sondado com um bougie para identificar quaisquer possíveis perfurações; em alternativa, o doente pode segurar o nariz e soprar, um procedimento que também revelará a perfuração. Se for detectado um trato oro-antral ou oro-nasal, devem ser imediatamente realizadas radiografias adequadas. Se a perfuração for pequena, pode ser possível inserir um implante mais curto do que o planeado; o doente deve ser completamente informado e deve receber cobertura antibiótica.[96]

Fratura da mandíbula: As fracturas da mandíbula relacionadas com a colocação de implantes dentários são relativamente raras. No entanto, o perigo existe, especialmente quando são colocados vários implantes e quando o osso já está mecanicamente enfraquecido. O tratamento destas fracturas inclui a redução e a estabilização através de talas ou osteossíntese; os implantes podem ser deixados in situ se não estiverem na área da fratura. Em caso de fracturas maiores ou de cominuição, todos os implantes devem ser removidos.[21]

Devido ao sucesso previsível dos implantes osseointegrados, os clínicos estão a tentar colocar implantes em pacientes com atrofia grave que anteriormente poderiam ter sido rejeitados como candidatos a implantes. Por conseguinte, não é surpreendente que tenham sido recentemente comunicadas fracturas da mandíbula. Mason et al relataram fracturas mandibulares em três pacientes. Estas fracturas ocorreram durante a fase inicial de cicatrização antes da carga e não estavam associadas a um evento traumático. Todos os três pacientes apresentavam reabsorção óssea significativa com osso de baixa qualidade. A mandíbula pode ter sido enfraquecida pela preparação do osso e as forças funcionais na área da fraqueza causaram a fratura do osso antes de o implante se poder osseointegrar. As fracturas foram reparadas e curadas sem mais complicações.

Ao colocar implantes endósseos na mandíbula severamente reabsorvida, devem ser tomadas várias precauções para evitar fracturas. O bordo inferior da mandíbula deve ser encaixado sem perfuração. Devem ser utilizados implantes o mais curtos possível e espaçados de modo a que haja pelo menos 5 mm de osso entre os implantes e 2 mm de osso entre o implante e as placas vestibular e lingual. Ao inserir os implantes, deve evitar-se um aperto excessivo.[101]

COMPLICAÇÕES DEVIDAS A UMA COLOCAÇÃO INCORRECTA DO IMPLANTE

Deiscência

O recontorno expansivo do rebordo alveolar antes da colocação do implante já não é aconselhado, de modo a preservar o máximo de osso possível. Uma deiscência óssea na margem do implante não terá qualquer efeito negativo no sucesso a longo prazo se a sua extensão não exceder os 3 mm. Atualmente, contudo, a deiscência pode ser tratada por rotina utilizando técnicas de ROG. [23]

Perfuração

Se o eixo de inserção do implante for escolhido incorretamente, a perfuração da placa cortical externa do osso ocorre frequentemente na fossa sublingual ou no vestíbulo do maxilar. Se a fossa sublingual for perfurada, não deve ser colocado qualquer implante nesse local. As perfurações no vestíbulo maxilar (ou seja, fenestrações) podem ser tratadas com sucesso utilizando a técnica de regeneração óssea guiada (ROG). Pequenas perfurações da placa cortical basal durante a preparação do leito do implante na região inter-foraminal da mandíbula geralmente não têm consequências negativas em termos de sucesso do implante. No entanto, se tal ocorrer, devem ser colocados implantes mais curtos do que o planeado. [100]

Danos nos dentes adjacentes

Este problema ocorre mais frequentemente com implantes de um único dente; deve ser evitado através da utilização de procedimentos de diagnóstico especiais. Se a raiz de um dente adjacente estiver danificada, deve ser tratada endodonticamente ou adicionalmente com amputação do ápice da raiz, conforme apropriado.

<u>Análise radiográfica</u>

A adequação da altura e da largura do osso inter-radicular é verificada cuidadosamente através de radiografias panorâmicas com stents in situ, filmes periapicais e medidores milimétricos no local do potencial implante e nos dentes adjacentes ou grelhas anexadas aos filmes.

A distância entre a superfície do implante e o espaço do ligamento periodontal dos dentes adjacentes deve ser de, pelo menos, 2 mm. Durante a colocação cirúrgica do implante, não deve haver contacto com o ligamento periodontal dos dentes adjacentes. Isto é particularmente importante no aspeto coronal do implante, porque podem surgir defeitos ósseos marginais.[101]

Análise do elenco de estudo

Os modelos de estudo são utilizados para avaliar a possível largura (distância inter-coronal) e comprimento da coroa implantossuportada planeada, em comparação com outros factores intra-orais, devendo ser tida em consideração a harmonia de todo o grupo de dentes anteriores, especialmente a posição e forma do dente contra-lateral. Os aspectos funcionais e oclusais também podem ser avaliados utilizando modelos de estudo montados. Se existir uma sobremordida anterior superior a 4-5 mm, o perigo de uma carga funcional desfavorável de um único implante não pode ser excluído. Nestes casos, os modelos de estudo devem revelar se a coroa de um único dente suportada pelo implante será "protegida" pelos dentes vizinhos, ou seja, se não desempenhará um papel direto nas funções de orientação mandibular.

Estabilidade primária insuficiente

O pré-requisito mais importante para uma ancoragem anquilótica e sem tecido conjuntivo de um implante ("Osseointegração") é a sua estabilidade primária no osso imediatamente após a colocação. Se a estabilidade primária não puder ser alcançada durante o procedimento cirúrgico, os implantes de fase única devem ser removidos imediatamente. Se estiver a ser utilizado um sistema de duas fases e a estrutura apresentar uma mobilidade reduzida, pode ser possível obter uma estabilização "secundária" escolhendo um implante mais longo (se possível) e prolongando o tempo de cicatrização sem carga.[28, 96]

COMPLICAÇÕES PÓS-OPERATÓRIAS IMEDIATAS

Para evitar complicações pós-operatórias precoces, são aconselháveis as seguintes medidas: técnica cirúrgica adequada, utilização de medicamentos para reduzir a inflamação e o inchaço, aplicação tópica de compressas frias, soluções de lavagem para evitar a acumulação de placa bacteriana e infecções, analgésicos para controlar a dor. O doente deve ser visto no primeiro dia de pós-operatório para um controlo de rotina e, se tudo correr sem complicações, após 7-14 dias para a remoção da sutura. Se aparecer febre, inchaço, mau cheiro oral, etc., o paciente deve regressar imediatamente. [26]

- **Hemorragia e hematoma**

Os métodos para evitar a formação de hematoma incluem o controlo adequado da hemorragia intra-operatória, a compressão pós-operatória cuidadosa dos retalhos de mucosa que cobrem os implantes, bem como a aplicação imediata de compressas frias. Se se desenvolver um hematoma expansivo, pode ser indicada a prescrição de antibióticos para evitar uma infeção secundária.

- **Edema**

O edema pós-cirúrgico pode causar deiscência da ferida, mas as lacunas fechar-se-ão frequentemente de forma secundária através da formação de tecido de granulação e da reepitelização. Só se o osso ficar exposto é que é necessário colocar suturas secundárias adicionais.

- **Infeção precoce:** A infeção é caracterizada clinicamente por dor, inchaço e exsudado supurativo da ferida. O tratamento inclui a remoção de 1 ou 2 suturas para drenagem do líquido, bem como a lavagem diária da ferida. Pode ocorrer uma cicatrização secundária. Se o doente tiver febre, é indicado um regime de antibióticos.

- **Deiscência da margem da ferida - Perfuração da mucosa:**

As suturas demasiado apertadas podem inibir o fluxo sanguíneo nos retalhos e levar à necrose da margem da ferida com formação de deiscência. Tratamento: Limpeza completa com peróxido de hidrogénio, aplicação de pasta antibiótica e enxaguamento diário com colutório de clorexidina (Peridex). Se os implantes ficarem expostos, deve tentar-se reposicionar ou voltar a suturar os retalhos para obter uma cobertura secundária completa e evitar a perda óssea peri-implantar.[43]

Se os implantes ficarem expostos intra-oralmente após a cicatrização primária, podem ser deixados nesse estado até ser altura de os descobrir definitivamente. Nestes casos, os doentes devem aplicar diariamente clorexidina por via tópica, utilizando uma compressa de algodão.

A comunicação entre o acessório e a cavidade oral durante a fase de cicatrização pós-instalação do acessório pode ser causada por uma adaptação defeituosa do retalho, granulomas remanescentes da sutura e/ou úlcera decubital por baixo da prótese. Estas perfurações ocorrem em menos de 5% dos pacientes tratados. A adaptação defeituosa do retalho devido a sutura inadequada deve ser tratada durante a visita de acompanhamento no dia seguinte à instalação do acessório. Qualquer comunicação com a cavidade oral durante as primeiras 6 semanas de pós-operatório deve ser tratada através da excisão do local da perfuração, mobilização do retalho, nova sutura e ajuste correto da prótese. As perfurações posteriores são tratadas apenas com o alívio da prótese. Se houver suturas remanescentes da perfuração, estas devem ser removidas.[56]

- **Enfisema cirúrgico**

O enfisema cirúrgico já foi bastante comum, quando se utilizavam peças de mão com turbina de ar para criar o leito do implante, mas atualmente é bastante raro.

Causas: Fecho inadequado da ferida, aumento da pressão intra-oral devido a espirros ou assoar o nariz.

Sintomas: Inchaço de aparecimento súbito e crepitação típica.

Tratamento: Compressas frias e húmidas.[32]

- **Mobilidade dos implantes**

Se ocorrer uma infeção e o implante se tornar móvel, tem de ser removido para evitar mais danos.[32]

COMPLICAÇÕES PÓS-OPERATÓRIAS TARDIAS

O fator mais crítico na prevenção de complicações tardias com o tratamento implanto-protético é um programa regular e intensivo de rechamada do doente. O reconhecimento precoce de problemas incipientes permite uma intervenção imediata, que pode normalmente parar o processo patológico ou conduzir, no mínimo, a uma melhoria das condições. As complicações tardias pós-operatórias mais comuns e mais críticas são as patologias dos tecidos moles e/ou duros peri-implantares.

- **Patologia peri-implantar:**

As complicações peri-implantares incluem deiscência, fístulas e inflamação/proliferação gengival. Uma resposta adversa dos tecidos que conduz a inflamação e/ou proliferação gengival foi registada em muitos estudos com uma incidência que varia entre 1% e 32%. Uma resposta adversa dos tecidos é considerada a complicação peri-implantar mais comum com próteses sobre implantes. As alterações dos tecidos moles ocorrem normalmente em torno dos pilares e sob as barras, muitas vezes devido a uma má higiene oral, à utilização incorrecta dos pilares e das tampas de cicatrização, à presença de espaços mortos sob a superestrutura e à falta de mucosa aderente. Podem ser necessárias várias cirurgias para corrigir este problema. A taxa de complicações dos tecidos moles e de manutenção pós-colocação com próteses sobre implantes é alegadamente mais elevada do que com próteses completas fixas. Foi referido que a sobredentadura sobre implantes exige exames de revisão mais frequentes para garantir bons resultados a longo prazo.[33]

Foram efectuados vários estudos sobre a taxa de incidência de fístulas ao nível da ligação pilar-implante, sendo que o intervalo entre os 10 estudos foi de 0,002% a 25%. Esta complicação peri-implantar está frequentemente associada a uma higiene oral deficiente e/ou a espaços entre componentes causados por parafusos de pilar soltos ou desajustes da estrutura, que ocorrem mais frequentemente com a substituição de uma coroa única. Um bom selamento através da cimentação da coroa em pilares firmemente ligados tem sido proposto como um obstáculo à migração bacteriana e um impedimento a este tipo de complicação. Estes problemas nos tecidos moles podem estar relacionados com a profundidade da localização subgengival do implante, descrita como o canal da mucosa, para substituições de dentes unitários anteriores. A profundidade correta do canal mucoso à volta dos implantes ainda é controversa. Tem sido sugerido que os implantes maxilares anteriores sejam colocados 2 a 3 mm apicalmente à junção cemento-esmalte adjacente para facilitar a estética e o perfil de emergência adequado.

Alguns estudos não registaram um aumento clínico significativo da inflamação gengival associada a restaurações de implantes com margens colocadas subgengivalmente, quando foi mantida uma boa higiene oral. Um canal mucoso espesso e longo promove uma melhor estética, o que pode resultar em dificuldades no assentamento dos componentes e na manutenção da higiene peri-implantar. No caso de sistemas de implantes bem documentados, as lesões inflamatórias peri-implantares são raras.[33]

A mucosa queratinizada deve ser preservada tanto quanto possível, utilizando uma incisão em bisel invertido para a separar do tecido inflamatório subjacente. Após a incisão no osso, os retalhos de tecido mole devem ser elevados para expor o osso adjacente normal. O tecido inflamatório que envolve o implante é facilmente removido. A principal dificuldade é desinfetar adequadamente a superfície do implante. Isto é mais facilmente conseguido numa superfície relativamente lisa, mas pode ser quase impossível numa superfície muito porosa, como um revestimento de hidroxiapetite. Por conseguinte, as superfícies rugosas requerem um desbridamento mais extenso do que uma superfície lisa, que pode ser adequadamente desinfectada utilizando um antissético tópico, como a clorexidina, ou um simples polimento. As lesões inflamatórias peri-implantares não são suficientemente comuns para permitir a comparação de diferentes métodos de limpeza para promover a resolução da inflamação dos tecidos moles ou a reparação do osso. Nos casos em que foram utilizadas técnicas regenerativas e ocorreu preenchimento ósseo, existe uma controvérsia considerável quanto ao facto de o osso regenerado formar ou não uma nova osteointegração com a superfície do implante previamente contaminada.

- **Fratura de implantes:** [1, 8, 101]

As fracturas de fixações são diagnosticadas principalmente em exames radiográficos de acompanhamento como uma rápida perda óssea marginal. A perda óssea marginal progressiva deve ser sempre considerada uma indicação de concentração de tensão indevida, que acaba por resultar em fracturas de estruturas.

Recomenda-se a realização de exames radiográficos regulares durante os primeiros anos após a ligação da ponte e o tratamento precoce ao(s) primeiro(s) sinal(is) de perda óssea marginal. Uma fratura recente da estrutura pode ser muito difícil de determinar radiograficamente, sendo o único sinal uma rápida perda óssea marginal. Em todos estes casos, é aconselhável desparafusar a ponte e verificar a estabilidade individual de cada unidade de fixação do pilar depois de os parafusos do pilar terem sido apertados. As fracturas de fixação têm sido relacionadas com pontes concebidas de forma inadequada e ocorreram em cerca de 3% dos pacientes estudados. Com as técnicas de ponte recomendadas, espera-se que a frequência destas complicações desapareça.

As fracturas transversais horizontais do fixador, que ocorrem apicalmente à rosca interna do fixador, só podem ser tratadas através da remoção do fragmento coronal e apical do fixador, este último removido com uma broca trefina. Se necessário, o mesmo local pode ser reutilizado para a instalação de outro acessório numa data posterior, após cicatrização adequada. Se a fratura transversal tiver ocorrido coronalmente à extremidade apical do canal interno, o fragmento de fixação apical pode ainda ser utilizado como suporte de ponte. Quando este problema é diagnosticado, recomenda-se o tratamento imediato através da remoção da ponte, do pilar e do fragmento de fixação coronal. Com a ajuda de um pequeno cortador de diamante, a superfície de fratura coronal do fragmento de fixação apical é lixada sob irrigação abundante com soro fisiológico. Muitas vezes, é necessário expor a área através de um retalho ou de uma perfuração da gengiva.

Qualquer tecido de granulação peri fixtural deve ser removido com um dissector, e um novo pilar mais longo, que não interfira com a ponte, deve então ser colocado. No entanto, primeiro é necessário encurtar o parafuso do pilar com um cortador de diamante, para que o seu comprimento se ajuste às roscas restantes do fragmento de fixação apical. O novo pilar com o seu parafuso encurtado é apertado sem a utilização de uma chave contra o fragmento de fixação, que agora não tem uma cabeça hexagonal superior. Depois de o parafuso do pilar ter sido apertado, deve ser verificado cuidadosamente para garantir que o cilindro do pilar não pode ser rodado ou movido na direção vertical.

Deve ser efectuado um controlo radiográfico da junção entre o pilar e a superfície de fixação coronal ajustada. Após a adaptação da mucosa ao novo pilar, a ponte deve então ser recolocada. A distância entre a ponte antiga e o novo pilar pode ser corrigida temporariamente com uma camada de resina acrílica.

Dependendo do número de estruturas fracturadas e da sua localização, deve ser sempre considerada uma nova ponte ou uma reparação. As medidas acima mencionadas devem ser tomadas imediatamente após a remoção do pilar, caso contrário, os tecidos gengivais proliferarão em poucos dias, cobrindo quase completamente a entrada do acessório. A cirurgia é então necessária para criar acesso ao acessório; a perfuração de um canal através da gengiva de cobertura ou o levantamento de um retalho são os procedimentos recomendados.

- **Sinusite crónica:** A sinusite crónica é caracterizada clinicamente por uma sensação de pressão localizada e baça, juntamente com uma dor de cabeça difusa, e radiograficamente pela radiopacidade do seio maxilar. Os doentes sentem dor intensa apenas durante uma exacerbação aguda. O tratamento consiste na remoção do implante e na terapia cirúrgica do próprio seio.

- **Dor crónica:**

Se um implante na mandíbula for colocado demasiado perto do canal mandibular, pode ocorrer irritação do nervo alveolar inferior. Estes doentes podem sentir dor crónica quando os implantes são carregados, ou mesmo quando não é exercida qualquer força. Em fases muito avançadas da peri-implantite, o nervo alveolar inferior também pode ser afetado. O tratamento consiste num regime de antibióticos sistémicos seguido da remoção do implante logo que os sintomas agudos desapareçam.

A dor crónica nos segmentos posteriores do maxilar está normalmente relacionada com sinusite ou rinite. A peri-implantite com perda óssea avançada no segmento posterior do maxilar pode levar a uma fístula oro-antral e a uma sinusite grave. Se os pacientes sofrerem dores devido aos implantes dentários. A terapia é principalmente "causal": remoção do implante, bem como tratamento adequado das condições resultantes, tais como sinusite, fístula oro-antral, danos nos nervos, etc.

- **Lesões nervosas secundárias:**

O edema pós-operatório da ferida ou a formação de hematoma no segmento posterior da mandíbula podem provocar dor ou perturbações da sensibilidade. Estes desaparecem quase sempre espontaneamente quando o inchaço diminui; no entanto, é prudente realizar uma radiografia para excluir qualquer contacto entre o implante e o nervo. Nos casos de áreas maxilares, o nervo a envolver é sobretudo o nervo infraorbitário na região dos caninos, que deve ser objeto de atenção.

Se a distância entre o implante e o nervo alveolar inferior for muito pequena, pode ocorrer parestesia ou hipestesia. Esta situação é conhecida como *"síndroma de Vincent"* em casos de osteomielite. O tratamento consiste em antibióticos sistémicos e na remoção do implante.

- **Irritações permanentes das mucosas:** [1, 8, 101]

Estas lesões ocorrem mais frequentemente na região inter-foraminal da mandíbula extremamente atrofiada, edêntula e com o pavimento da boca elevado. A fala e a mastigação provocam uma irritação mecânica constante da mucosa móvel do pavimento da boca, o que pode levar a um envolvimento inflamatório maciço da mucosa e da superfície inferior da língua, estando normalmente associada uma dor significativa.

Tratamento: Alterar a forma da prótese; se não for eficaz, o último recurso pode ser o rebaixamento cirúrgico do pavimento da boca ou a remoção do implante.

COMPLICAÇÕES PROTÉTICAS

- **Localização protética desfavorável do implante e orientação do eixo**[1, 8, 101]

A divergência extrema do longo eixo do implante em relação ao eixo dos dentes remanescentes ou de outros implantes pode levar a grandes dificuldades no tratamento protético. Por exemplo, implantes muito divergentes, bem como implantes apinhados, dificultam a realização da moldagem. Isto deve-se não só ao facto de ser difícil assentar a coifa de impressão nos implantes, mas também de ser difícil aplicar o material de impressão.

Os compromissos estéticos, higiénicos e biomecânicos têm quase sempre de ser aceites se os implantes apresentarem uma inclinação vestibular ou labial extrema. Em situações extremas, os implantes podem estar tão mal posicionados que é impossível incluí-los no plano de tratamento. **Block et al (1990)** [7] demonstraram que os implantes com um ângulo de orientação do eixo superior a 30° eram mais susceptíveis de estar associados a defeitos ósseos peri-implantares. Prevenção: recomenda-se vivamente a utilização de um stent cirúrgico durante a colocação do implante e a utilização de um pilar angulado numa fase posterior do tratamento.

- **Afrouxamento e fratura dos pilares protéticos e do próprio implante** [44]

Os factores mais frequentemente responsáveis por estes problemas são os seguintes

- ➢ Defeitos de fabrico no próprio implante
- ➢ Superestruturas mal adaptadas
- ➢ Carga oclusal desfavorável

➢ Parafunções do paciente

➢ Reabsorção óssea extensa no leito ósseo peri-implantar

Com o antigo tipo de sistema de implantes IMZ, a fratura do elemento intramóvel (IME) era uma ocorrência frequente. As brocas em espiral ou a broca Lindmann eram adequadas para remover um IME fracturado. Uma vez que a broca tenha encaixado no plástico, a peça remanescente do IME pode ser removida do implante utilizando um movimento lento no sentido contrário ao dos ponteiros do relógio. Se as fracturas do IME forem um problema persistente, o componente transmucoso e o IME podem ser trocados por um componente transmucoso de peça única feito de titânio. '

- **Afrouxamento e fratura de parafusos oclusais**

Se estiverem a ocorrer problemas de afrouxamento ou quebra com elementos transmucosos e parafusos oclusais, é necessário verificar o ajuste preciso, a estabilidade posicional e as relações oclusais da superestrutura, bem como a ancoragem sólida do implante no osso. A selagem dos orifícios de acesso aos parafusos com resina acrílica pode evitar o afrouxamento dos parafusos oclusais.

- **Fratura da estrutura**

Se a resistência da estrutura metálica for inadequada ou se o segmento de extensão distal da ponte for demasiado expansivo, existe o risco de fratura da estrutura distal ao implante de suporte final em pontes fixas implanto-suportadas. A extensão máxima a partir do ponto médio do implante de suporte não deve exceder 15 mm na mandíbula ou 12 mm na maxila. Vários autores relataram um aumento da incidência de fratura da estrutura se a extensão distal na mandíbula exceder os 20 mm.

- **Complicações estéticas**

  Os problemas de inclinação dos implantes podem muitas vezes ser resolvidos por meios puramente protéticos, normalmente através da utilização do pilar protético Angle; a recessão gengival, por outro lado, requer normalmente uma cirurgia muco-gengival para correção.

  A recessão gengival ocorre frequentemente se a tábua óssea facial for perdida ou se for extremamente fina após a inserção do implante, porque a margem gengival segue normalmente a margem óssea da crista. Nestes casos, não existe normalmente uma verdadeira formação de bolsa óssea, nem é necessariamente evidente uma inflamação peri-implantar. A recessão gengival pode ser o resultado de uma higiene oral incorrecta, bem como de fixações elevadas do frénulo na presença de uma gengiva inadequada. O tratamento consiste na colocação cirúrgica precoce de um enxerto gengival livre. As tentativas de cobrir partes já expostas do implante utilizando retalhos deslizantes não são normalmente eficazes e podem resultar na recorrência do problema estético, bem como na formação de bolsas.

- **Complicações funcionais[44]**

  Em contraste com as dificuldades estéticas, as complicações funcionais são relativamente raras e geralmente só ocorrem após o assentamento de superestruturas expansivas suportadas por implantes. Podem surgir problemas fonéticos quando, na maxila, existe um grande espaço entre a mucosa e a base da superestrutura protética (passagem de ar e saliva). Este tipo de problema pode normalmente ser resolvido de forma eficaz através da utilização de pilares protéticos mais curtos ou mesmo da colocação de epíteses gengivais.

Se o paciente tiver sido edêntulo durante um longo período de tempo antes da colocação dos implantes, existe a possibilidade de hipertrofia da língua no segmento maxilar edêntulo. Após a colocação da prótese implanto-suportada ou implanto-suportada, estes doentes podem sentir-se "apertados" no que respeita à função da língua. Na maioria dos casos, os pacientes adaptam-se e habituam-se às novas relações, e o problema desaparece. Se não for este o caso, pode ser necessário remodelar a superestrutura protética para situações em que a língua pode ser cirurgicamente reduzida em extensão **(Balshi 1990).**

- **Perda de implantes - modificação da superestrutura**

A perda de implantes pode ser classificada como "precoce" ou "tardia". Com sistemas de duas fases, a perda precoce significa perda antes de a superestrutura ser colocada; com sistemas de fase única, a perda precoce ocorre durante as primeiras semanas pós-operatórias. A experiência tem demonstrado que a perda precoce ou tardia depende, até certo ponto, do tipo de sistema de implante utilizado. Por exemplo, a perda precoce é mais típica do sistema Branemark, enquanto a perda tardia do implante é mais caraterística do sistema IMZ.

Os defeitos ósseos que permanecem após a perda do implante cicatrizam tal como uma ferida de extração. A cicatrização ocorre sem grande perda de osso se o implante for removido numa fase inicial. Foram desenvolvidos instrumentos especiais para remover implantes em forma de raiz; estes instrumentos preservam o osso durante a remoção do implante. Após a perda tardia do implante, é quase sempre necessário modificar a supraestrutura de alguma forma. Tais modificações são normalmente mais fáceis de efetuar com overdentures retidas por implantes do que com pontes puramente implanto-suportadas.[44]

- **Recuperação de parafusos de pilar de implante fracturados[105]**

  Gooty *et al.* propuseram a utilização de um raspador ultrassónico para soltar com êxito um parafuso fracturado. Deve ser feita uma fenda de 1 mm na superfície oclusal do parafuso fracturado, utilizando uma broca redonda, e a ponta do scaler é colocada nesta fenda para soltar mais o parafuso.

  Outra técnica inovadora para recuperar um parafuso de pilar fracturado é a modificação de uma broca 557 reta da SS White, Longwood, NJ, EUA. As pontas laterais da broca são removidas com uma pedra e as lâminas de corte da extremidade são deixadas intactas. Esta broca é então colocada contra o parafuso fracturado e rodada lentamente no sentido contrário ao dos ponteiros do relógio. Isto facilita o movimento do parafuso fracturado para fora da fixação.

  Alguns clínicos utilizaram instrumentos menos dispendiosos e mais comuns, facilmente disponíveis num consultório dentário. A porção superior do parafuso fracturado é modificada numa forma de ranhura com uma broca redonda. Outra broca redonda é modificada para encaixar na ranhura e é aplicado um torque inverso para remover o parafuso fracturado.

Quando as abordagens conservadoras para recuperar os parafusos fracturados falharam, alguns autores defenderam a utilização de kits de recuperação comerciais. O IMZ Twin Plus Repair Set K 3.3 foi utilizado com sucesso para recuperar um parafuso de pilar fracturado.

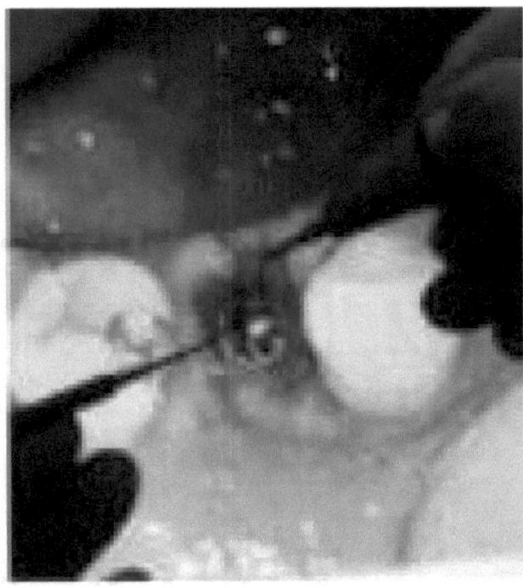

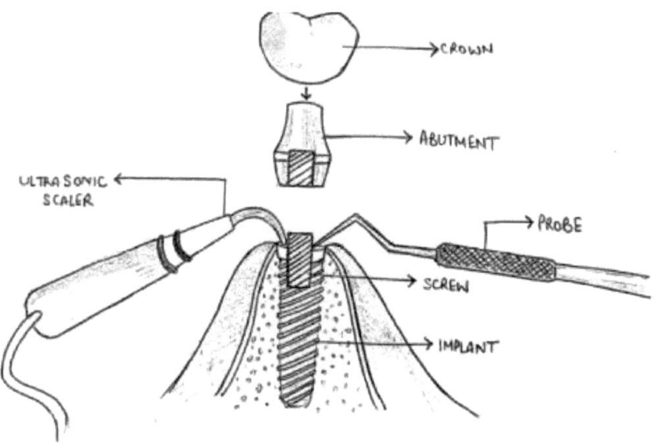

CROWN
ABUTMENT
ULTRA SONIC SCALER
PROBE
SCREW
IMPLANT

CLASSIFICAÇÃO DAS FALHAS DE IMPLANTES

Muitos factores são atribuídos ao insucesso do implante dentário, quer direta quer indiretamente. Vários autores classificaram as falhas dos implantes de acordo com vários critérios.[7]

Com base na hora da ocorrência:

- Insucessos precoces: insucessos antes da osseointegração, resultantes principalmente de complicações cirúrgicas e/ou pós-operatórias

- Falhas tardias: falhas após o período de osseointegração, geralmente surgindo durante e após a fase de restauração

Rosenberg et al:

1) Insuficiência infecciosa

2) Falha traumática

Um implante foi considerado como tendo falhado devido a **infeção** se um ou mais dos seguintes critérios fossem observados.

- Sinais clínicos de infeção com sintomas clássicos de inflamação.

- Índices de placa e gengival elevados.

- Bolsas.

- Hemorragia.

- Supuração.

- Perda de ligação.

- Radiografia de radiolucência peri-implantar.

- Presença de tecido glaucomatoso após a remoção

Suspeitou-se que o implante falhava devido a condições **traumáticas** se as seguintes condições existissem.

- Radiografia de radiolucência peri-implantar.

- Mobilidade.

- Ausência de tecido glaucomatoso aquando da remoção.

- Falta de aumento da profundidade de sondagem.

- Índices de placa e gengival baixos.

Esposito et al classificaram as falhas dos implantes orais de acordo com o conceito de osseointegração:

Biológico

Precoce ou primária (antes da carga): incapacidade de estabelecer a osteointegração.

Tardia e secundária (após a carga): incapacidade de manter a osseointegração alcançada.

Mecânica

Fratura de implantes, parafusos de ligação, estruturas de pontes, revestimentos, etc.

Iatrogénico

Danos nos nervos, alinhamento incorreto dos implantes, etc.

Adaptação inadequada do doente

Problemas fonéticos, estéticos, psicológicos, etc.

Truhlar classificou os fracassos como

Insucessos precoces

- Isso ocorre dentro de semanas a alguns meses após a colocação.

- Causada por factores que podem interferir com os processos normais de cicatrização ou por uma resposta de cicatrização alterada.

Falhas tardias

- Falhas que resultam de processos patológicos que envolvem um implante previamente osseointegrado.

El Askary et al dividiram as falhas em 7 categorias:

1) **De acordo com a etiologia**

   a) *Falhas devido a factores do hospedeiro*

- Estado clínico - Osteoporose e outras doenças ósseas; diabetes não controlada.

- Hábitos - tabagismo, hábitos para-funcionais.

- Estado oral - cuidados domésticos deficientes, periodontite juvenil e rapidamente progressiva, terapia de irradiação.

   b) *Problemas de restauração*

Cantilever excessivo, pilares de cais, ausência de encaixe passivo, encaixe incorreto do pilar, desenho protético incorreto, esquema oclusal incorreto, momentos de flexão, ligação dos implantes à dentição natural, carga prematura, torque excessivo.

c) _Colocação cirúrgica_

- Colocação fora do eixo (angulação grave)

- Falta de estabilização inicial

- Cicatrização prejudicada e infeção devido a um desenho incorreto do retalho ou outros.

- Sobreaquecer o osso e exercer demasiada pressão.

- Espaço mínimo entre implantes

- Colocação do implante em locais de enxerto ósseo imaturo.

- Colocação do implante numa cavidade infetada ou numa lesão patológica.

- Contaminação do corpo do implante antes da inserção.

d) _Seleção de implantes_

- Tipo de implante incorreto em tipo de osso incorreto.

- Comprimento do implante (demasiado curto, relação coroa/implante desfavorável)

- Diâmetro do implante.

2) De acordo com a origem da infeção:

a) Peri-implantite (processo infecioso, origem bacteriana)

b) Peri-implantite retrógrada (origem de oclusão traumática, não infecciosa, forças fora do eixo longo, carga prematura ou excessiva).

3) De acordo com o momento da falha:

a) Antes da fase II (após a cirurgia)

b) Na fase II (com cabeça de cicatrização e ou inserção de pilar)

c)   Após o restauro.

4) De acordo com o estado de falência (estado clínico e radiográfico):

a)   Implantes doentes

b)   Implantes com falhas

c)   Implantes falhados

d)   Sobreviver aos implantes

5) De acordo com o pessoal responsável:

a)   Dentista (cirurgião oral, prostodontista, periodontista)

b)   Higienista dentário

c)   Técnico de laboratório

d)   Doente.

6) De acordo com o modo de falha

a)   Falta de osseointegração (geralmente mobilidade)

b)   Estética inaceitável

c)   Problemas funcionais

d)   Problemas psicológicos

7) De acordo com o tipo de tecido de suporte

a)   Problemas nos tecidos moles (falta de tecidos queratinizados, inflamação, etc.)

b)   Perda óssea (alterações radiográficas, etc.)

c)   Perda de tecidos moles e de ossos.

FALHAS DEVIDAS A FACTORES DO HOSPEDEIRO

FACTORES SISTÉMICOS DO HOSPEDEIRO[1, 8]

- **Idade do doente**

A maioria dos pacientes de implantes tende a ser mais velha, uma vez que existe uma maior probabilidade de perda de dentes com o aumento da idade. No entanto, os pacientes mais jovens que têm dentes em falta e poucos outros dentes restaurados seriam, se as condições o permitissem, candidatos ideais a implantes. Embora não exista evidência de um limite de idade inferior para que o processo de integração óssea seja bem sucedido, os implantes osseointegrados actuam de forma semelhante aos dentes anquilosados e, por conseguinte, não têm a capacidade dos dentes naturais para compensar as alterações do osso esquelético durante o crescimento. Embora isto possa ser aceitável em pacientes adultos, é um fator importante a considerar em pacientes adolescentes ou mais jovens que ainda estão a crescer. [27]

As possíveis complicações da colocação de implantes demasiado cedo na vida incluem a submersão de um implante no maxilar, a perda de suporte para o implante, a deslocação do implante e a potencial interferência com o crescimento normal dos maxilares. Além disso, uma vez que existe um maior crescimento vertical nas regiões posteriores da maxila e da mandíbula durante a infância e a adolescência, os implantes colocados distalmente aos caninos apresentam mais complicações. Em pacientes com um padrão de crescimento rotacional significativo, existe um maior crescimento na direção posterior e um maior potencial para os implantes posteriores submergirem no corpo da mandíbula, resultando numa infra-oclusão protética. Em pacientes com menor crescimento rotacional, mas com maior crescimento anterior, os implantes mandibulares posteriores podem interferir com a migração anterior normal dos dentes naturais, acabando por interferir com o desenvolvimento de uma oclusão correta. Na maxila, o crescimento vertical reto excede o crescimento em qualquer outra dimensão, mas o processo alveolar sofre alterações consideráveis em todas as dimensões ao longo do período de crescimento. Para além da submersão dos implantes, os ápices dos implantes podem ficar expostos nas cavidades nasais ou antrais, e os implantes anteriores podem perder-se completamente devido à remodelação. Além disso, o crescimento na área da sutura palatina média deve ser considerado.

Na falta congénita de dentes permanentes, a vantagem de esperar pelo fim do crescimento deve ser ponderada em relação à redução da largura do rebordo ao longo do tempo. Ostler e Kokich encontraram uma diminuição de 25% na largura do rebordo residual nos 3 anos seguintes à extração de um molar primário, mas depois apenas 4% nos 3 anos seguintes. Esta perda pode ser melhor tratada com técnicas de aumento do rebordo, em vez de arriscar as complicações da colocação de implantes demasiado cedo. Embora a maioria dos autores concorde que é necessário esperar que o crescimento dos maxilares termine antes de colocar implantes em pacientes normais e saudáveis, a forma de avaliar quando isso ocorre não está claramente estabelecida.

* Os sinais clínicos de crescimento, como o tamanho do pé e a altura, devem ser estáveis e a erupção da dentição permanente deve estar completa. Uma estimativa aproximada é de 15 anos para as mulheres e 18 para os homens, embora a maturação dentária e esquelética sejam melhores diretrizes do que a idade cronológica. É necessária uma avaliação individual através de radiografias cefalométricas em série, com um ano de intervalo, para confirmar que o crescimento cessou efetivamente. No outro extremo do espetro etário, não existe atualmente nenhuma contraindicação cientificamente comprovada para a colocação de implantes, baseada apenas no aumento da idade 23-25 anos. Embora o processo de integração em si não seja comprometido pelo aumento da idade, os pacientes mais velhos têm, teoricamente, tempos de cicatrização potencialmente mais longos, mais factores de saúde sistémicos, mais problemas de adaptação a novas próteses e uma menor capacidade de manter a higiene. Os estudos relativos aos resultados dos implantes em pacientes mais velhos e mais novos não encontraram qualquer contraindicação para a utilização de implantes em pacientes mais velhos. A qualidade e a quantidade de osso disponível para a colocação de implantes e a técnica cirúrgica utilizada são factores mais importantes do que a idade. No entanto, quanto mais velho for o doente, maior é a probabilidade de existirem condições ósseas locais menos favoráveis, pelo que é prudente ter cuidado na seleção dos locais de cirurgia. [1,8]

* **Género**

O sexo do doente, na ausência de quaisquer outras diferenças, não demonstrou ser um fator de insucesso do implante.[56]

- **Diabetes**

Os doentes diabéticos apresentam um atraso na cicatrização de feridas, maior perda de osso alveolar, maior doença periodontal e maior destruição de tecido inflamatório, factores potencialmente complicadores na colocação de implantes. Além disso, o metabolismo ósseo e mineral está alterado nos diabéticos, podendo interferir com o processo de integração. No entanto, vários estudos demonstraram o sucesso dos implantes dentários em pacientes com diabetes controlada.

Num estudo com 40 pacientes, foram encontradas taxas de sucesso mais baixas em pacientes diabéticos, aproximadamente 85%, mas os autores concluíram que este ainda era um potencial de resultado de tratamento razoável. A maioria dos insucessos ocorreu no primeiro ano após o carregamento. Hestudou mais de 650 doentes com diabetes tipo 2 e encontrou apenas um número marginalmente maior de insucessos do que em doentes não diabéticos. Os autores também verificaram um maior sucesso com implantes revestidos a hidroxiapatite (HA) e com a utilização de bochechos com clorexidina na altura da cirurgia.[39]

Além disso, os diabéticos que tinham apenas níveis moderados de controlo metabólico com pacientes não diabéticos e também concluíram que os implantes podem ser utilizados com sucesso em pacientes diabéticos. [35] Este facto foi comprovado por outro estudo [49], que estudou diabéticos com implantes durante um período de 5 anos. Verificaram que a duração da diabetes tinha um efeito no sucesso do implante. Foram encontradas taxas de insucesso mais elevadas em doentes com diabetes durante períodos de tempo mais longos. Os autores teorizaram que, tal como acontece com o aumento da probabilidade de outras complicações microvasculares, como a retinopatia e a neuropatia, o aumento da duração da diabetes poderia causar distúrbios microvasculares que poderiam contribuir para as complicações do implante. No entanto, não foram utilizados agentes quimioterapêuticos de duração definitiva, nem radioterapia antes da colocação do implante. O autor concluiu que não houve prejuízo clinicamente significativo para o sucesso dos implantes na mandíbula durante a duração do estudo, que foi em média de 3 anos por paciente. É necessária investigação com outros agentes quimioterapêuticos durante períodos de tempo mais longos e com implantes maxilares.

- **Corticosteróides**

O uso prolongado de corticosteróides gera uma perda sistémica de massa óssea e um atraso na cicatrização de feridas, podendo modificar a resposta do doente a uma infeção bacteriana. No entanto, existem poucos estudos que documentem o efeito dos corticosteróides especificamente no osso maxilar ou no processo de integração óssea nos maxilares.

Os corticosteróides sistémicos tiveram menos efeito na integração de implantes de titânio na mandíbula do que no osso esquelético. Além disso, embora não tenha sido demonstrado que a utilização a longo prazo de esteróides tenha um efeito deletério na gengiva e no tecido periodontal adjacente aos dentes, o efeito nos tecidos peri-implantares não foi documentado.

Atualmente, parece que a utilização prolongada de corticosteróides não constitui uma contraindicação para a colocação de implantes. Uma consideração mais importante é o estado do processo da doença para a qual os corticosteróides estão a ser administrados e o prognóstico para a saúde geral do doente. [35]

- **A genética e o sistema imunitário**

Investigações recentes demonstraram que as variações no sistema imunitário e os factores genéticos podem predispor o paciente para doenças dentárias, particularmente a inflamação causada por bactérias e a doença periodontal resultante. Logicamente, é de esperar que alguns destes factores tenham impacto na terapia com implantes.

Um estudo de insucessos de implantes[37] e um estudo anterior sobre imunidade humoral a *Bacteroides forsythus* e *Staphylococcus aureus* aumentaram os insucessos precoces de implantes, mesmo em doentes que receberam antibióticos antes da cirurgia de implantes. Os resultados sugerem que os doentes com implantes falhados podem ser incapazes de atingir níveis protectores de títulos de imunoglobulina G no soro para estes agentes patogénicos. Ambos os agentes patogénicos estudados têm sido associados a infecções dentárias e sistémicas. No entanto, são necessários mais estudos para poder prever quais os pacientes que são maus candidatos a implantes com base na sua imunidade sistémica a *B. forsythus* e *S.aureus*.

O geneoma do recetor da calcitonina dos genes responsáveis pela reabsorção óssea e o seu efeito na perda óssea marginal vestibular precoce em redor dos implantes. Foi encontrada uma correlação entre o polimorfismo do gene e a perda óssea marginal vestibular na mandíbula, mas não na maxila, entre a primeira e a segunda fase da cirurgia de implantes. Não foi possível determinar se este facto era clinicamente significativo para o sucesso a longo prazo dos implantes.

Os marcadores genéticos associados ao aumento da produção de interleucina 1 (IL-1) demonstraram ser um fator de maior suscetibilidade à doença periodontal. Os pacientes com peri-implantite libertam significativamente mais prostaglandina E2 e interleucina 1 em comparação com os pacientes sem peri-implantite quando ambos são expostos à mesma colonização bacteriana. No entanto, Wilson e Nunn, ao estudarem a relação entre o genótipo periodontal IL-1 e a perda de implantes em 27 pacientes, não conseguiram encontrar aumentos estatisticamente significativos nas falhas de implantes em pacientes que eram positivos para o genótipo IL-1. Os autores teorizaram várias razões para os resultados, incluindo um menor efeito do gene no tecido peri-implantar em comparação com o tecido periodontal, a possibilidade de o tabaco mascarar a ação do gene e o período de tempo limitado do estudo, não sendo possível demonstrar um possível aumento de insucessos a longo prazo.

- **Outras doenças**

Foram relatados casos de colocação bem sucedida de implantes em pacientes com uma grande variedade de doenças sistémicas que poderiam potencialmente afetar as funções biológicas, particularmente os mecanismos de cicatrização. Estas doenças incluem a esclerodermia, a doença de Parkinson, a síndrome de Sjogren, a infeção por VIH, o mieloma múltiplo, a leucemia crónica, o pênfigo vulgar e a displasia ectodérmica hipohidrótica. Mais do que a natureza específica do processo da doença, o prognóstico de sobrevivência a longo prazo do doente e a qualidade do osso local no sítio do implante são preocupações mais importantes no tratamento com implantes. Também é importante a saúde geral e a resistência de um doente crónico. Os doentes devem ser capazes de tolerar os efeitos stressantes da cirurgia e das consultas de restauração extensas. O *fenómeno de cluster* Embora nenhuma das condições discutidas acima seja uma contraindicação absoluta para a terapia com implantes, uma combinação de factores de risco pode ser.

Um grupo de pacientes com implantes que tiveram múltiplas falhas de implantes, na esperança de identificar pacientes em risco antes do tratamento. Chamaram à ocorrência de múltiplas falhas de implantes o "fenómeno de cluster". Concluíram que, embora nenhum fator de risco fosse crítico, a combinação de vários factores, como a diabetes, a osteoporose, os medicamentos em curso, a depressão mental, os movimentos parafuncionais da mandíbula e os hábitos tabágicos intensos poderiam constituir uma contraindicação. No entanto, as condições anatómicas locais foram os maiores preditores de sucesso.[20]

Efeitos do medicamento

A utilização rotineira de pré-medicação antibiótica antes da cirurgia dentária não é geralmente recomendada, mas existem evidências contraditórias na literatura relativamente aos benefícios da pré-medicação para a cirurgia de implantes. Alguns estudos demonstraram que a utilização de antibióticos sistémicos antes da fase cirúrgica da colocação de implantes pode reduzir a ocorrência de infeção após a cirurgia e aumentar as taxas de sucesso da integração. Outro estudo não encontrou tal efeito. No entanto, quase todos os autores sugerem a utilização de antibióticos pré-cirúrgicos em doentes com respostas reduzidas do hospedeiro, como os diabéticos, quando a cirurgia é longa e extensa. **Dent al (1997)**[69] , numa análise de 2600 implantes, verificou que a dosagem do antibiótico é importante e que as diretrizes sugeridas pela American Heart Association para a prevenção da endocardite bacteriana, ou as recomendações de Peterson, eram as mais adequadas. Lambert, num estudo de 3 anos sobre a influência do tabagismo no sucesso dos implantes, mostrou que a utilização de antibióticos em doentes fumadores é especialmente importante. Os dados mostraram que os doentes que fumavam e que não recebiam antibióticos no pré-operatório tinham 3 vezes mais probabilidades de falhar o implante. Quando os antibióticos foram utilizados, os autores verificaram que as taxas de insucesso para fumadores e não fumadores eram as mesmas. A razão para a melhoria dos resultados após a utilização de antibióticos não é conhecida, mas pensa-se que um local cirúrgico mais assético permite uma melhor integração óssea a nível celular. Anti-inflamatórios não esteróides (AINEs) Alguns AINEs são utilizados no tratamento da periodontite para abrandar a taxa de perda óssea alveolar.

Um estudo sobre a utilização de um curso de 3 meses de AINEs em doentes que receberam implantes dentários, referiu que 100 mg de flurbiprofeno tomado duas vezes por dia resultou numa menor perda óssea no período imediatamente a seguir à colocação dos implantes. O nível mais elevado de osso manteve-se durante o primeiro ano após a cirurgia inicial. O estudo não estabeleceu que o aumento do nível de osso fosse clinicamente significativo para a sobrevivência do implante a longo prazo.

HÁBITOS

- **Fumar**

Os doentes que fumam têm um risco acrescido de ocorrência e gravidade da doença periodontal. Além disso, o efeito deletério do tabaco na cicatrização de feridas após a extração de dentes está bem documentado. Por conseguinte, é de esperar um efeito negativo do consumo de tabaco no sucesso dos implantes, o que, de facto, foi comprovado por vários estudos. Especificamente, em vez de afetar o processo de integração, o efeito negativo do tabaco parece ocorrer após a segunda fase da cirurgia.

Num estudo de mais de 70 variáveis da história dentária e médica, em pacientes que receberam mais de 2000 implantes, verificou-se um número significativamente maior de falhas nos fumadores após a cirurgia de segunda fase. Após a carga, as diferenças entre fumadores e não fumadores não foram significativas, mas os pacientes não foram seguidos a longo prazo. O sucesso nos fumadores foi aumentado pela utilização de antibióticos pré-cirúrgicos e implantes revestidos a HA. Os resultados não indicaram um insucesso precoce significativo após a cirurgia inicial, como seria de esperar, mas mostraram mais insucessos após a segunda fase da cirurgia. O estudo teorizou que o efeito do tabaco na cicatrização após a colocação de implantes é diferente do efeito após a extração de dentes, uma vez que as feridas dos implantes são fechadas e a adaptação íntima do implante ao tecido ósseo não permite a mesma magnitude de interferência na cicatrização devido à natureza vasoconstritora da nicotina. Embora alguns estudos mais pequenos não tenham conseguido encontrar uma ligação entre o tabagismo e as falhas dos implantes, é difícil ignorar as provas destes estudos maiores. Depois de os implantes serem descobertos, os tecidos moles à sua volta são afectados negativamente pelo tabaco de uma forma semelhante à que afecta negativamente os tecidos periodontais. O tabagismo tem sido associado a um aumento da incidência de peri-implantite (bolsas profundas na mucosa à volta dos implantes dentários, inflamação da mucosa peri-implantar e aumento da reabsorção do osso peri-implantar). Após a revelação do implante, os fumadores tendem a ter taxas mais rápidas de perda óssea peri-implantar, especialmente no primeiro ano, em comparação com os não fumadores ou com os doentes que deixaram de fumar. Ainda não foi claramente estabelecido se esta perda óssea é significativa para o sucesso do implante. Em geral, o tabagismo parece ter um maior impacto nos implantes maxilares do que nos implantes mandibulares. [74]

A peri-implantite foi significativamente pior na maxila nos fumadores do que nos não fumadores, mas esta relação não foi encontrada na mandíbula. O estudo teorizou que os tratamentos mandibulares tendiam a utilizar mais frequentemente próteses sobre implantes e que, juntamente com a proteção da língua, as próteses proporcionam uma barreira física aos tecidos peri-implantares dos efeitos locais do fumo. Além disso, sabe-se que o tabaco reduz a densidade óssea sistémica e, consequentemente, há uma maior incidência de uma pior qualidade óssea nos maxilares dos fumadores. Os fumadores têm níveis significativamente mais elevados de osso tipo IV. As diferenças entre fumadores moderados a pesados e fumadores ligeiros, com o aumento do consumo de tabaco, estão correlacionadas com o aumento das taxas de insucesso dos implantes. O estudo concluiu que a prevalência de osso de tipo IV era duas vezes superior entre os fumadores pesados em comparação com os não fumadores ou mesmo com os fumadores ligeiros. Os doentes que deixam de fumar tendem a reduzir os efeitos do tabaco na sobrevivência dos implantes, mas o período de tempo necessário após a cessação para uma melhoria significativa não foi suficientemente investigado.

Para além da utilização de antibióticos e de implantes com cobertura de HA, as taxas de sucesso em fumadores podem ser afectadas pelo tipo de parafuso de cobertura utilizado. As complicações do tabagismo em pacientes com implantes e encontraram uma maior incidência de complicações em fumadores que tinham implantes com parafusos de cobertura altos em oposição aos que tinham parafusos de cobertura planos. No entanto, a maioria das complicações não resultou em fracassos durante a duração do estudo. Aumentar a previsibilidade do sucesso dos implantes dentários é outra razão pela qual os pacientes devem ser aconselhados a deixar de fumar permanentemente. Deve ser seguido o protocolo sugerido por Bain, que aconselha os pacientes a deixarem de fumar durante um mínimo de 1 semana antes e pelo menos 8 semanas após a cirurgia de implantes. Na investigação de Bain com fumadores que cumpriram este protocolo, as taxas de sucesso dos implantes a curto prazo foram semelhantes às dos doentes que nunca fumaram. No entanto, para os fumadores intensos e de longa duração, é menos provável que a qualidade óssea melhore significativamente em tão pouco tempo e os pacientes devem ser informados sobre a taxa de sucesso reduzida que se espera, especialmente para os implantes maxilares.

- **Parafunção:**

Os hábitos parafuncionais como (cerramento e bruxismo) foram identificados como preocupações no planeamento do tratamento com implantes devido ao aumento da pressão sobre os implantes, resultando em possível fadiga e fratura do metal e possível perda óssea circundante. A sobrecarga causada por uma conceção incorrecta da prótese ou por hábitos parafuncionais é considerada uma das principais causas de falhas tardias dos implantes.

Pacientes que usaram restaurações implanto-suportadas durante muitos anos, descobriram que o aumento do desgaste oclusal, normalmente um indicador da gravidade do bruxismo, não teve qualquer efeito na integração do implante e não resultou numa maior perda de osso à volta dos implantes. Em vez de considerar as forças oclusais excessivas em pacientes com hábitos parafuncionais como contra-indicações absolutas, muitos autores recomendaram a tentativa de atenuar essas forças. Os métodos sugeridos incluem a educação dos pacientes sobre os hábitos, a colocação de um maior número de implantes, a colocação de implantes maiores, o planeamento da colocação de implantes para reduzir a sobrecarga de flexão, evitar a utilização de cantilevers, utilizar terapia de aparelhos para o bruxismo, aumentar os intervalos de tempo durante as fases de restauração protética para proporcionar mais oportunidades para técnicas de carga progressiva, prestar uma atenção diligente ao desenho do contacto oclusal e utilizar dentes de resina acrílica na

prótese. [74]

* **A síndrome da queimadura oral:**

Cullen (1998) relatou os efeitos deletérios para os tecidos moles em torno de

implantes e outros aparelhos dentários após a ingestão de alimentos e líquidos

quentes. Ele denominou este efeito de "síndroma de queimadura oral". À

semelhança do efeito nocivo conhecido do sobreaquecimento do osso durante a

colocação de implantes, Cullen teorizou que a quantidade de metal nos implantes

acelera a transferência de calor para o tecido de suporte e que este é um fator

significativo de complicações dos implantes. Sugere que os pacientes com

restaurações dentárias extensas em metal, especialmente os pacientes com

implantes, sejam aconselhados a evitar alimentos e bebidas a temperaturas

extremamente elevadas. Esta é uma observação única e merece mais investigação.

* **Vícios:**

A colocação de implantes dentários em pacientes com dependência de drogas e

álcool parece não ser sensata devido à falta de empenhamento do paciente na saúde

a longo prazo e à capacidade questionável de manter os implantes. No entanto, do

ponto de vista biológico, existem poucas provas de que as dependências químicas

possam alterar a integração bem sucedida dos implantes. Um estudo de pacientes

com múltiplas falhas de implantes não encontrou historial de dependência de álcool

ou drogas. [20]

- **Estado oral:**

Foi estabelecida uma relação direta entre a acumulação de placa dentária e o aparecimento e progressão da gengivite. Subsequentemente, a placa dentária é um dos principais factores que conduzem ao fracasso do implante. Uma vez que as fibras do tecido conjuntivo supra-ósseo estão orientadas paralelamente à superfície do implante, esta é suscetível à acumulação de placa bacteriana e à entrada de bactérias, ou seja, à perda espontânea do selamento perimucoso e a um aumento do número de espiroquetas que libertam enzimas proteolíticas que dissolvem a fibrina, enzimas do tipo tripsina que perturbam a adesão entre células e produtos finais metabólicos que são citotóxicos para os tecidos gengivais. Para além disso, a natureza da superfície do implante parece influenciar a colonização bacteriana. Isto explicaria as diferentes respostas dos diferentes sistemas de implantes à placa dentária.

Recomenda-se que o paciente seja reavaliado frequentemente, de preferência com um intervalo mínimo de 3 meses. Devem ser realizados índices periodontais, sangramento à sondagem e avaliação radiográfica, utilizando-se sondas com pontas plásticas para verificação da profundidade das bolsas. O desbridamento dos tecidos moles deve ser realizado com curetas plásticas e pontas plásticas (quando indicado) para bisturis ultra-sónicos, e devem ser utilizados antimicrobianos tópicos e sistémicos. Por fim, deve ser elaborado um programa de manutenção bem definido.

- **Periodontite juvenil e rapidamente progressiva:** A transmissão de organismos de locais de periodontite para locais de implante na mesma boca é um acontecimento provável. Chama a atenção do clínico para a potencial infeção cruzada dos locais de periodontite para os locais de implante. Além disso, em estudos microbiológicos transversais de locais de implantes com falhas, os dados sugerem perfis microbianos semelhantes entre estes locais e os das bolsas de periodontite. Parece existir uma forte ligação entre um doente com envolvimento periodontal e o insucesso dos implantes dentários. Este facto é evidenciado pelos resultados do aumento da flora anaeróbia Gram-negativa com níveis elevados de espiroquetas associados a implantes falhados. Por conseguinte, a necessidade de um protocolo clínico que inclua a eliminação da doença periodontal em potenciais pacientes com implantes é obrigatória.

- **Osteoporose e estado dos estrogénios**

A osteoporose é a perda de massa e densidade óssea em todo o corpo, incluindo os maxilares. O metabolismo ósseo é prejudicado e, assim, teoricamente, a integração óssea pode ser mais difícil de conseguir. No entanto, a osteoporose sistémica estabelecida não implica que um osso do maxilar seja inadequado para a integração óssea, nem constitui uma contraindicação absoluta para a terapia com implantes. Embora tenha sido demonstrada uma correlação entre a perda óssea sistémica e a perda de densidade e quantidade do osso maxilar, não foi estabelecida uma ligação entre a osteoporose sistémica e a falha do implante.

Becker et al (1990) mediram quantitativamente a perda de osso osteoporótico no rádio e no cúbito num grupo de pacientes com implantes dentários e não encontraram qualquer correlação entre a quantidade de osso do braço e as falhas do implante. Os autores sugeriram que a inspeção visual da qualidade do osso no local do implante era um melhor indicador do sucesso do implante. A osteoporose ocorre frequentemente em mulheres pós-menopáusicas, mas ao estudarem a associação entre mulheres pré-menopáusicas e pós-menopáusicas e o insucesso dos implantes, não encontraram uma taxa de insucesso mais elevada para os implantes colocados em mulheres com mais de 50 anos em comparação com mulheres com menos de 50 anos ou entre mulheres e homens com mais de 50 anos. [23]

FALHAS DEVIDO À COLOCAÇÃO INCORRECTA DO IMPLANTE

Colocação fora do eixo (angulação severa)

A colocação incorrecta do implante pode resultar num desenho da estrutura que compromete a estética e a distribuição das forças nos implantes. Embora os clínicos se esforcem por obter uma angulação e uma posição de arcada corretas, ocorrem frequentemente situações clínicas menos que ideais. Durante a colocação do implante, o cirurgião pode deparar-se com um grande problema devido à reabsorção do processo alveolar (especialmente em pacientes que passaram por longos períodos de edentulismo).

O cirurgião tem uma das seguintes opções:

1) Ou para enxertar a área para colocar o implante corretamente (ou seja, para restaurar o local do futuro implante)

2) Colocar o implante com uma angulação ou

3) Utilizar um pilar angulado de modo a obter um alinhamento correto com a arcada oposta ou com os dentes naturais adjacentes.

Recomenda-se o restabelecimento prévio da posição do implante através de enxerto (de preferência utilizando um bloco autógeno) para evitar a carga de offset. Diz-se que a carga de offset ocorre quando as cargas oclusais caem tangencialmente num ângulo, ou paralelamente, à crista do osso, resultando numa combinação de vectores de força, principalmente tensões de cisalhamento e de tração.

Os implantes endo-ósseos com forma de raiz distribuem melhor a carga oclusal na direção axial, mas se a carga oclusal for na direção lateral, são geradas muitas tensões prejudiciais (especialmente tensões de corte) diretamente na crista óssea. Este facto pode levar à falha do implante. Foi proposto um conceito segundo o qual uma alteração do ângulo superior a 25° provocará a falha do implante. Com base na análise de elementos finitos, foi observado um aumento das concentrações de tensão para implantes não colocados perpendicularmente em relação às forças aplicadas. Por outro lado, os pilares angulados apresentaram bons resultados preliminares e podem ser considerados comparáveis ao pilar padrão como uma modalidade previsível na reabilitação protética, com base num estudo efectuado em implantes Branemark. Além disso, Balshi et al afirmaram que os resultados preliminares indicavam que a utilização de pilares angulados não aumentava as taxas de fracasso. Devido à fisiologia biomecânica do osso e à sua reação às forças aplicadas, os pilares angulados provaram ser mais agressivos para o osso devido às tensões de cisalhamento induzidas, quando comparados com os pilares padrão (que permitem uma carga não axial). A carga offset pode muito bem ser um fator prejudicial para os implantes dentários, especialmente nos casos de substituição de um único dente posterior, em que a magnitude das offsets é mais intensa.

- **Falta de estabilização inicial**

    A utilização de força excessiva para desbloquear uma broca bloqueada durante a reparação do local, o posicionamento incorreto da mão do cirurgião durante a perfuração ou leitura, a má qualidade do osso e a utilização do apoio para os dedos durante a preparação da osteotomia são factores que podem levar a uma osteotomia demasiado grande. A lesão óssea com subsequente necrose e a preparação elíptica do local com subsequente encapsulamento dos tecidos moles à volta do corpo do implante são aspectos resultantes destes factores. Não existem dados registados suficientes sobre o tamanho do espaço entre o implante e o osso que levaria ao fracasso. Uma vez que o tamanho do espaço (que pode ser colmatado entre o implante e o osso) não é definitivo, um ligeiro sobredimensionamento da osteotomia pode não constituir um problema grave. O domínio das competências cirúrgicas, a aderência adequada da broca e a utilização de brocas afiadas são factores que devem conduzir a uma preparação precisa do local. Isto melhora a taxa de sucesso da terapia com implantes, optimizando o contacto do implante com o osso.

- **Cicatrização prejudicada e infeção devido à conceção incorrecta do retalho**

A cicatrização de feridas é uma das considerações básicas em cirurgia. Um problema com a cirurgia de implantes dentários é que a maioria dos dispositivos de implantes é inserida num campo contaminado, ou seja, a cavidade oral. A conceção incorrecta do retalho pode levar a uma infeção precoce no local do implante, o que comprometeria o estado do implante. Os sinais clínicos de infeção observados durante o período pós-operatório submerso podem levar a um risco acrescido de fracasso do implante. Além disso, as condições sistémicas como a diabetes mellitus, a anemia, a uremia e a iterícia desempenham um papel importante na cicatrização das feridas.

Hunt (1990) estudou o efeito do desenho do retalho na cicatrização e na osteointegração de implantes dentários. Concluiu que não existe um desenho de retalho único que pareça ótimo para a cirurgia de implantes. Recomendou que os procedimentos cirúrgicos básicos, o desenho do retalho, o fornecimento de sangue, a visibilidade, o acesso e o encerramento primário são os factores que devem ser considerados na colocação de implantes.[8]

- **Sobreaquecer o osso e exercer demasiada pressão**

A elevação mínima da temperatura durante a perfuração cirúrgica do osso é um fator chave na técnica cirúrgica atraumática. O controlo da temperatura durante a preparação da osteotomia é um fator importante quando se pretende uma osteointegração. A morte das células ósseas ocorre a uma temperatura de 47°C ou superior quando a perfuração é efectuada durante 1 minuto. Existe uma forte correlação entre o sobreaquecimento do osso e a falha do implante. Por conseguinte, a experiência e a competência do médico são factores importantes para evitar este tipo de falha. Além disso, a pressão excessiva sobre o implante conduzirá à perda de osso devido à necrose das células ósseas. Devido aos danos nas células ósseas, forma-se uma interface de tecido conjuntivo entre o implante e o osso viável, levando assim à perda de integração. Um ligeiro sobreaquecimento, que não é prejudicial, pode causar perda óssea pós-operatória em redor do local do implante. Recomenda-se a utilização de uma velocidade não superior a 400 rpm com uma série graduada de tamanhos de broca e que a irrigação adicional ajude a evitar o aquecimento do osso.

No entanto, num estudo realizado, foi observada uma relação inversa entre a velocidade de perfuração e a produção de calor; concluiu-se que, ao utilizar uma broca de carboneto 700 XL, a perfuração a alta velocidade (máximo de 400.000 rpm) refrigerada a água produzia significativamente menos calor do que a perfuração a baixa velocidade (máximo de 2.000 rpm) ou a velocidade intermédia (máximo de 30.000).[31]

- **Espaço mínimo entre implantes** [17]

Deve existir um espaço adequado entre os implantes e entre os dentes naturais e os implantes, para uma integração correta e para a saúde dos tecidos. Em geral, deve haver 3 mm entre os implantes e entre os dentes e os implantes. Assim, o espaço necessário para a colocação de 2 implantes de 4 mm de diâmetro entre os dentes naturais é de 17 mm. Geralmente, a mandíbula anterior tem osso adequado para a colocação de 4 a 6 implantes.

- **Colocação do implante em locais de enxerto ósseo imaturo**

Pensa-se que uma das causas mais comuns de fracasso dos implantes relacionados com a prótese é a carga demasiado rápida das próteses suportadas por implantes. O problema com a colocação de implantes em osso enxertado é a calendarização; ou seja, o implante é carregado antes de o osso circundante amadurecer, passando de osso tecido a osso lamelar, pelo que a incidência de falhas é muito maior devido à natureza do osso tecido. O osso tecido é o tipo de osso mais rápido e o primeiro a formar-se à volta da interface. É apenas parcialmente mineralizado e demonstra uma estrutura desorganizada incapaz de suportar tensões à escala real. Por outro lado, o osso lamelar é ideal para o suporte protético de implantes. O período de espera é obrigatório para a sobrevivência do implante em casos de sítios de osso enxertado (de 6-9 meses). O sobreaquecimento do osso e o exercício de demasiada pressão antes do tempo previsto significa que o osso tecido seria carregado. Isto afecta negativamente a sobrevivência do implante. Por outro lado, existe uma correlação entre a quantidade de osso que entra em contacto com o implante e a capacidade de utilização do implante a longo prazo, o que explicaria o período de espera. A colocação de um implante em osso enxertado imaturo não proporcionará ao implantologista um contacto íntimo entre o implante e o osso, o que é essencial para que o implante resista ao torque aplicado. Colocando o implante em osso fresco maduro, obtém-se o máximo contacto implante-osso.

- **Colocação do implante numa cavidade infetada ou numa lesão patológica**

  Os implantes dentários podem falhar devido a:

  1) Colocação do acessório num alvéolo infetado (colocação imediata do implante)

  2) Uma lesão patológica existente (por exemplo, quisto); ou

  3) Migração da infeção de um dente vizinho através do espaço medular.

Durante a fase inicial de osseointegração, o implante é particularmente vulnerável à infeção de uma lesão endodôntica adjacente. Foi sugerido que um implante não tem a capacidade de resistir a qualquer desafio bacteriano durante a primeira fase da osteointegração e que uma lesão endodôntica pode viajar através dos espaços medulares e contaminar um implante adjacente. Essa vulnerabilidade poderia ser explicada pela ausência de um ligamento periodontal e porque, após a colocação de um implante, o osso interfacial sofre reabsorção, conforme proposto por Branemark et al.

Outra situação que pode levar ao insucesso é a colocação imediata de um implante num alvéolo infetado devido à presença prévia de um dente infetado (endodonticamente ou periodontalmente). Foi proposto que a colocação de um implante num alvéolo com uma lesão crónica não resulta necessariamente em fracasso se forem tomadas certas precauções. Sugeriram a remoção completa do fator causal (o dente) com um desbridamento cuidadoso e minucioso do alvéolo, para além da utilização de antibióticos durante um mínimo de 2 dias no pré-operatório e a manter durante 10 dias no pós-operatório" para reduzir ou eliminar as hipóteses de contaminação bacteriana" para que as células hospedeiras lidem com a situação residual.

Além disso, a colocação de um implante numa cavidade quística ou na sua proximidade não implica necessariamente uma falha imediata do implante. Mais tarde, pode ficar comprometido devido à expansão do quisto. Em conclusão, através de um exame adequado e cuidadoso do paciente e dos locais pretendidos para os implantes, o cirurgião pode melhorar a taxa de sucesso dos implantes dentários, evitando situações como a colocação em locais infectados.

- **Contaminação do corpo do implante antes da inserção**

O manuseamento contaminado do implante é um mau protocolo e pode alterar a química da superfície. O implante pode ser contaminado devido a erros do fabricante, pelo operador, por instrumentos que não sejam de titânio ou por bactérias (cavidade oral). Uma superfície de implante contaminada pode levar a uma osseointegração precoce. Uma superfície de implante contaminada com bactérias pode ser derivada da contaminação da placa durante a colocação do implante. As bactérias povoam a superfície, colonizam-na e tornam-se resistentes aos antibióticos. Isto irá afetar diretamente os tecidos que rodeiam o implante.

Curiosamente, a autoclavagem de um implante contaminado irá cozer as bactérias na superfície do implante, de modo que, quando o implante é colocado no corpo, torna-se quase impossível para as células fagocíticas limparem este material. Este facto pode contribuir para o insucesso de um implante, uma vez que impede a adaptação estreita do osso. A superfície do implante deve ser limpa com uma unidade de descarga luminescente de radiofrequência ou com um limpador de plasma. Os implantes dentários também podem ser contaminados através da transferência de metal (o implante é agarrado com um instrumento que não é de titânio). Todos os instrumentos que entram em contacto com os implantes devem ter pontas de titânio para evitar a contaminação por metais. Outro fator que contamina a superfície do implante é o pó de luva, que actua como uma película sobre o corpo do implante se houver contacto.

FALHA DEVIDO A UMA SELECÇÃO INCORRECTA DO IMPLANTE

- **Tipo de implante incorreto em tipo de osso incorreto:**

A tecnologia moderna proporcionou aos cirurgiões dentários e implantologistas uma variedade de sistemas e desenhos de implantes. Isto permitiu aos cirurgiões ver os implantes em todos os tipos de osso e em todos os locais da arcada com uma taxa de insucesso mínima, desde que sejam feitas as escolhas corretas para melhor se adaptarem ao futuro local do implante. As considerações qualitativas e quantitativas do osso devem ser avaliadas antes da colocação do implante. A qualidade do osso que suporta o implante é importante para o sucesso a longo prazo. A quantidade de osso disponível e a posição das estruturas anatómicas definem, em última análise, os desenhos do implante a utilizar e a sua localização na arcada.

Em sítios de rotina com qualidade de Tipo I e Tipo II, o médico pode utilizar confortavelmente produtos de Ti sem a necessidade do risco adicional ou do risco potencial dos produtos de HA. No entanto, existe uma área significativa em que os implantes revestidos com HA parecem superar significativamente os produtos de titânio, nomeadamente o osso de Tipo III e Tipo IV. Isto deve-se ao facto de vários autores terem referido que a formação e maturação óssea ocorrem a um ritmo mais rápido e em períodos mais precoces em implantes revestidos com HA do que em implantes não revestidos. Os implantes revestidos com HA têm 66,3% das suas superfícies diretamente em contacto com o osso, enquanto os implantes de titânio revestidos com grão têm apenas 50,2% das suas superfícies em contacto com o osso.

Os implantes de titânio raramente são colocados mais distalmente do que o local do segundo pré-molar devido à fraca qualidade do osso frequentemente encontrado no maxilar. Verificou-se que, através de uma comparação entre implantes de Ti não revestidos com parafuso e cilíndricos, o desenho do parafuso tinha um maior contacto de superfície com o mesmo comprimento total do implante, enquanto os implantes HA tinham uma maior percentagem de osso ao longo do seu comprimento do que ambos os implantes de Ti. Por conseguinte, o implante do tipo parafuso de titânio foi recomendado na mandíbula anterior quando a profundidade excedeu 12 mm e a camada cortical era espessa e densa. O parafuso revestido a HA foi recomendado na maxila anterior e na mandíbula posterior quando a profundidade excedia os 10 mm e quando a camada cortical era mais fina e a camada de esponja menos densa (osso de tipo 2 ou 3, ou D2). O cilindro revestido a HA foi recomendado na maxila posterior ou quando a camada cortical era muito fina, com osso de baixa densidade (tipo 4 ou D4).

Outro ponto relativo a "onde colocar o quê?" é que a colocação de implantes auto-roscantes é recomendada na mandíbula anterior (ou seja, osso D1) para evitar o aumento do traumatismo e a geração de calor produzidos pela perfuração do osso, ou seja, ao utilizar um dispositivo auto-roscante, reduz-se uma etapa de perfuração. No entanto, foi afirmado que a colocação do implante auto-roscante está indicada para osso mole, como no maxilar, com base no pressuposto de que os implantes auto-roscantes poderiam infligir trauma cirúrgico em osso mais denso. É necessário um estudo cuidadosamente controlado, no qual as propriedades biomecânicas possam ser comparadas com a resposta histológica resultante das diferenças básicas no desenho do implante.

- **Comprimento do implante (demasiado curto, rácio coroa/raiz desfavorável)**

Existe uma grande variedade de comprimentos de implantes num intervalo entre 7 mm e 20 mm. Normalmente, o comprimento do implante é preconizado pela quantidade de altura óssea disponível. A taxa de sucesso é proporcional ao comprimento do implante e à quantidade e qualidade do osso disponível. É expetável que a taxa de insucesso aumente proporcionalmente à medida que a profundidade do osso diminui para menos de 10 mm. O sucesso a longo prazo do implante depende da quantidade de contacto osso-implante. Por conseguinte, a colocação de um implante curto onde o osso permite um comprimento maior, ou seja, um implante de 8 mm num rebordo de 12 mm, resultaria numa maior concentração de tensão, levando à falha subsequente do implante. A relação entre o corpo da coroa e o implante afecta a aparência da prótese final, juntamente com a quantidade de movimento de força sobre o implante e a crista óssea circundante. Quanto maior for o rácio coroa/implante, maior será a quantidade de força com qualquer força lateral. Isto significa que o implante com uma relação coroa/implante desfavorável será mais influenciado pelas forças laterais. Por conseguinte, deve ser utilizado o comprimento máximo do implante para obter a maior estabilidade da prótese sobreposta.

A utilização da maior altura de osso disponível é mais importante no D4bone do que em qualquer outro tipo de osso. Um bom exemplo é o maxilar posterior, onde muitas vezes não existe altura óssea suficiente para obter o contacto ósseo do implante. Por conseguinte, a elevação do seio maxilar e o aumento subantral são frequentemente indicados para melhorar significativamente a área de superfície de contacto, de modo a ultrapassar o problema da altura óssea reduzida.

- **Largura do implante:**

A largura do implante (especialmente na área da interface) é considerada um fator que contribui para o sucesso ou insucesso. Foi recomendado que, para a previsibilidade a longo prazo dos implantes dentários, é obrigatório ter pelo menos 2 mm de osso a rodear o acessório, por via labial e lingual, uma vez que mantém uma espessura óssea e um fornecimento de sangue suficientes. A colocação de um implante estreito num rebordo largo, especialmente na área posterior, é um fator comprometedor para o sucesso a longo prazo, porque o desenho de menor diâmetro tem maiores tensões na crista que aumentam em direção à parte posterior. O diâmetro do implante deve ser corretamente selecionado na fase pré-operatória, de acordo com a largura óssea disponível, os requisitos estéticos, a análise da carga e da tensão, os dentes naturais vizinhos e o espaço disponível na arcada.

A utilização de um implante largo num rebordo estreito resulta em deiscência labial ou lingual que deixa o implante afetado pelas tensões de cisalhamento prejudiciais. Em geral, é aconselhável utilizar um implante de grande diâmetro, de acordo com a largura óssea disponível, porque oferece uma maior área de superfície, um maior envolvimento mecânico do osso cortical e rigidez inicial.

- **Número de implantes**

A maioria dos autores concorda que um grande número de implantes para suportar a prótese é um fator importante que reduz a falha do implante. Foi afirmado que a utilização de mais implantes diminui o número de pônticos e a mecânica e tensões associadas à prótese, e dissipa as tensões de forma mais eficaz para a estrutura óssea (especialmente na crista). Também aumenta a interface osso-implante e melhora a capacidade da restauração fixa para suportar forças. A área máxima da superfície óssea e a densidade óssea são requisitos para a resistência a longo prazo à sobrecarga oclusal. Como explicado, a diferença entre as raízes dos dentes naturais e os implantes na anatomia comparativa indica que o aumento da área de superfície através do aumento do número de implantes é um objetivo primordial para alcançar o sucesso a longo prazo dos implantes dentários.

- **Desenho incorreto do implante**

Os desenhos dos implantes afectam a taxa de sucesso dos implantes dentários. Os implantes ocos (ou seja, o cesto oco) afectam negativamente a taxa de sucesso mais do que os cilindros sólidos, devido ao espaço morto que é suscetível de infeção. Sugere-se que os implantes sólidos são melhores do que os implantes ocos para o sucesso a longo prazo. Num estudo diferente, foi afirmado que os implantes cilíndricos e aparafusados são melhores do que os implantes cónicos ou escalonados do ponto de vista da distribuição do stress. Os implantes com uma superfície rugosa ou nos quais a aposição óssea é mais rápida têm geralmente uma menor prevalência de fracasso precoce do implante quando comparados com os implantes de titânio maquinados em forma de parafuso.

FALHAS DE REPARAÇÃO

- **Cantilever**

Historicamente, as próteses implanto-suportadas foram concebidas para pacientes completamente desdentados e, em particular, para mandíbulas desdentadas. Os tratamentos iniciais envolviam a colocação de 4 a 6 implantes de titânio na mandíbula entre os forames mentais com cantilevers distais bilaterais. Geralmente, estas secções em cantilever eram limitadas a um comprimento arbitrário de 20 mm de cada lado.

Uma análise que estuda o número de implantes, os materiais e a dispersão antero-posterior dos implantes sugeriu que o comprimento do cantilever desejado clinicamente será inferior ao calculado a partir de equações teóricas, em vez de uma prótese fixa implanto-suportada com cantilever longo. Embora o tipo de prótese cantilever tenha sido uma solução eficaz para a restauração de uma mandíbula edêntula, tem sido uma solução muito menos previsível para a maxila edêntula. A cavidade nasal e os seios maxilares interferem frequentemente com a seleção do local do implante, especialmente em pacientes com reabsorção óssea grave. O osso adequado para implantes pode estar limitado às eminências caninas, à parede lateral da cavidade nasal e à parede medial dos seios maxilares. Posteriormente, a maxila apresenta dificuldades adicionais devido ao padrão de reabsorção, à qualidade do osso e à proximidade dos seios nasais.[42]

- **Pilares de cais.**

Devido à diferença na deslocação axial média entre os dentes naturais e os implantes dentários, a colocação do implante numa situação de cais é significativa. A rutura dos tecidos de suporte é extremamente rápida, uma vez que o implante dentário suportará a maior parte da carga devido à diferença na deslocação axial média. Foram adoptadas muitas soluções para evitar a ligação rígida. Schier recomendou a utilização de um conetor não rígido na mesial do implante entre os pônticos do primeiro e segundo pré-molares. Misch explicou que, quando o implante serve como pilar de cais, o dente natural pode não ser cimentado porque o implante pode atuar como um fulcro. Recomendou também a utilização do elemento de quebra de tensão. Mudar a situação de uma pilastra para uma prótese total suportada por implantes pode evitar muitos problemas que surgiriam numa situação de pilastra.

- **Sem ajuste passivo**

Na prótese dentária em geral, muito esforço tem sido despendido em técnicas para assegurar um melhor ajuste das próteses. Existem sequelas bem conhecidas do mau ajuste da restauração, tais como cáries recorrentes e afrouxamento da restauração. Foram sugeridas melhorias nas técnicas de moldagem, materiais de matriz, materiais de revestimento e técnicas de fabrico para melhorar o ajuste do limite da fase dente-restauração. O desajuste das restaurações suportadas por implantes pode transferir tensão para o limite da fase implante-osso em quantidades suficientes para causar a falha final do implante.

No entanto, os estudos concebidos para avaliar os efeitos do grau de desajuste de uma restauração implanto-suportada no limite da fase implante-osso não conseguiram demonstrar um efeito negativo do desajuste nesta área. Da literatura, parece não haver consenso quanto ao grau de desajuste tolerável ou quanto aos efeitos a longo prazo no implante. No entanto, a incidência de afrouxamento do parafuso parece aumentar se for colocada uma estrutura de prótese não passiva. Por conseguinte, parece prudente fabricar restaurações que se adaptem passivamente aos implantes.

- **Encaixe incorreto do pilar**

A imobilidade dos componentes do implante dentário é um requisito para o sucesso. É fundamental conseguir um ajuste correto da interface do pilar. O bloqueio incorreto entre as duas partes do dispositivo de implante anti-rotacional conduz a um aumento da tensão e da população microbiana nos componentes do implante, à subsequente perda óssea e à rápida falha da união aparafusada.

Existe uma correlação direta entre o desajuste rotacional do pilar do implante e a falha da união aparafusada, provavelmente devido ao micromovimento entre os componentes do implante. Recomenda-se que o ajuste dos componentes dos implantes dentários seja verificado, antes da realização da impressão, através de um exame clínico e radiográfico de qualquer desajuste que possa conduzir a tais complicações.

- **Conceção incorrecta da prótese**

O plano ideal de tratamento com implantes baseia-se nas necessidades, desejos e compromissos financeiros do paciente. Nem todos os pacientes devem ser tratados com o mesmo tipo ou desenho de restauração. Estão disponíveis cinco opções protéticas em implantologia dentária. Três restaurações são fixas e duas são amovíveis. Um conhecimento alargado, uma seleção adequada do doente, uma melhor compreensão psicológica, um planeamento protético pré-cirúrgico adequado e uma excelente base biomecânica são os principais componentes para conseguir um desenho protético adequado.

As considerações protéticas devem ser avaliadas de acordo com os seguintes critérios antes de o plano de tratamento final ser apresentado ao paciente: (1) espaço inter-arcos; (2) posição permucosa do implante. 3) Plano oclusal existente, (4) relação da arcada. (5) forma da arcada, (6) oclusão existente, (7) próteses existentes, (8) número e localização dos dentes em falta, (9) linha labial, e (10) flexão mandibular. O clínico também deve considerar os diferentes pontos biomecânicos antes de decidir sobre o desenho (ou seja, conectores, cantilevers, suporte, distribuição de carga e carga).

- **Esquema oclusal incorreto**

  Os factores oclusais são um requisito primário para a sobrevivência a longo prazo, porque um padrão oclusal deficiente aumenta e localiza as forças. Estes factores podem levar a complicações mais frequentes das próteses e do suporte ósseo. O padrão oclusal dos implantes dentários foi derivado dos conceitos oclusais básicos dos dentes naturais. No entanto, o trauma oclusal nos implantes dentários é mais ofensivo do que nos dentes naturais devido à diferença de dissipação de forças e às diferenças na propriocepção.

Tradicionalmente, grande parte da justificação para a seleção de materiais oclusais para restaurações com implantes baseava-se na utilização original de sistemas de implantes na mandíbula edêntula. Partiu-se do princípio de que as superfícies oclusais de resina acrílica, tal como se encontram nos dentes de dentadura, proporcionariam alguma absorção das forças oclusais e não as transmitiriam ao osso. As superfícies oclusais de resina impediriam a transmissão de forças traumáticas ao osso e não danificariam o limite da fase implante-osso, reduzindo assim o risco de fracasso do implante. À medida que as restaurações implanto-suportadas começaram a ser fabricadas para arcadas parcialmente edêntulas, aumentou a procura de materiais com propriedades físicas e mecânicas melhoradas. Atualmente, as superfícies oclusais de metal e cerâmica proporcionam uma estética e resistência ao desgaste superiores e são geralmente utilizadas com restaurações implanto-suportadas. Estudos in vitro demonstraram que as resinas reduzem as forças de impacto quando comparadas com a porcelana. No entanto, estudos que simulam implantes em funcionamento não demonstraram diferenças significativas na transmissão de força através destes materiais.

- **Movimento de flexão**

A sobrecarga de flexão pode ser definida como uma situação em que as forças oclusais numa prótese suportada por um implante exercem um movimento de flexão na secção transversal do implante na crista óssea, levando à perda de osso marginal e/ou eventual fadiga do implante. Foi demonstrado, tanto clínica como experimentalmente, que a reabsorção óssea à volta de um implante pode ser causada por sobrecarga. Isto irá induzir movimentos de flexão no implante. Foram propostos três factores causais para serem associados à flexão do implante: (1) implantes em linha, (2) alavancagem, e (3) bruxismo ou forças oclusais pesadas. Misch propôs uma correlação direta entre a força de flexão e o cubo do comprimento de uma prótese fixa, enquanto **Rangert et al**. propuseram uma relação proporcional entre a força de flexão e a distância do contacto oclusal à crista do osso de suporte. O princípio mecânico da estabilização do tripé deve ser utilizado ao selecionar os locais de colocação de fixações em ambos os maxilares, de modo a proporcionar uma forma semelhante a um triângulo no posicionamento dos implantes para contrariar os movimentos de flexão. Uma linha reta de fixações oferece pouco potencial para forças recíprocas entre fixações. Isto pode conduzir a uma falha na osteointegração. É importante gerir corretamente os problemas mecânicos, bem como a reabsorção excessiva, com uma resposta adequada quando estes ocorrem. O dentista deve procurar reduzir a quantidade de movimentos de flexão gerados em torno do implante. Isto pode ser conseguido se for elaborado um plano de tratamento cuidadoso para selecionar a localização adequada e o número de implantes a colocar. Evitar ou reduzir os cantilevers, reduzir as dimensões da restauração final (tanto mesiodistalmente como vestibularmente) e centrar os contactos oclusais são todos objectivos clínicos.[42]

- **Ligar os implantes à dentição natural**

A ligação de dentes naturais a implantes dentários é controversa e não está resolvida. Devido à diferença entre os movimentos dos dentes naturais e dos implantes dentários nas direcções vertical e lateral, devido às potenciais diferenças na forma como os dentes naturais e os implantes reagiriam a cargas estáticas e dinâmicas, e devido à diferença na propriocepção, as ligações rígidas entre implantes e dentes são questionáveis. Foi registada a intrusão de dentes naturais devido a ligações rígidas e foram postuladas teorias para explicar a intrusão. A combinação de implantes e dentes naturais deve ser evitada porque não existe um sistema universalmente aceite que seja capaz de replicar o efeito de amortecimento do ligamento periodontal. É muito mais simples planear segmentos parciais fixos suportados por implantes, não ligados à dentição natural, sempre que anatomicamente possível.

- **Carregamento prematuro**

A carga demasiado rápida do sistema de suporte do implante é considerada uma das causas mais comuns de fracasso relacionado com a prótese. Branemark afirmou que o protocolo rigoroso exige um período de cicatrização sem stress de 3 a 6 meses para que ocorra a osteointegração. Misch afirmou que, às 16 semanas, o osso circundante está apenas 70% mineralizado e ainda tem osso tecido como componente. O osso trançado tem uma estrutura desorganizada que não consegue suportar tensões em grande escala. Devem ser evitados micromovimentos superiores a 100 um. Um movimento superior a 100 um faria com que o tecido ósseo fosse submetido a uma reparação de tecido fibroso, em vez da regeneração óssea desejada. A taxa de insucesso precoce para fixações com carga imediata é sete vezes superior à registada para casos com carga tardia. Os implantes roscados podem ser colocados em função imediata para suportar uma prótese fixa provisória em arcadas edêntulas durante um período de cicatrização de 4 a 6 meses, tanto na arcada mandibular como na maxilar. Um protocolo de carga retardada continua a ser o tratamento de eleição. A carga imediata para implantes múltiplos esplintados em toda a arcada pode revelar-se uma terapia de sucesso condicional.[42]

- **Binário excessivo**

A pré-carga dos componentes do implante foi efectuada primeiro à mão. Mais de 20 Ncm de força de torque pode levar à falha do implante, dependendo da superfície do implante utilizada (ou seja, maquinada, jateada, gravada com ácido, etc.). Um estudo relatou que as forças de torque contrárias ao ácido são mais bem sucedidas do que as superfícies jateadas ou maquinadas. [42]

- **Carregamento prematuro**

A carga demasiado rápida do sistema de suporte do implante é considerada uma das causas mais comuns de fracasso relacionado com a prótese. Branemark afirmou que o protocolo rigoroso exige um período de cicatrização sem stress de 3 a 6 meses para que ocorra a osteointegração. Misch afirmou que, às 16 semanas, o osso circundante está apenas 70% mineralizado e ainda tem osso tecido como componente. O osso trançado tem uma estrutura desorganizada que não consegue suportar tensões em grande escala. Devem ser evitados micromovimentos superiores a 100 um. Um movimento superior a 100 um faria com que o tecido ósseo fosse submetido a uma reparação de tecido fibroso, em vez da regeneração óssea desejada. A taxa de insucesso precoce dos dispositivos de carga imediata é sete vezes superior à registada nos casos de carga tardia. Os implantes roscados podem ser colocados em função imediata para suportar uma prótese fixa provisória em arcadas edêntulas durante um período de cicatrização de 4 a 6 meses, tanto na arcada mandibular como na maxilar. Um protocolo de carga retardada continua a ser o tratamento de eleição. A carga imediata para implantes múltiplos esplintados em toda a arcada pode revelar-se uma terapia de sucesso condicional.[42]

- **Binário excessivo**

A pré-carga dos componentes do implante foi efectuada primeiro à mão. Mais de 20 Ncm de força de torque pode levar à falha do implante, dependendo da superfície do implante utilizada (ou seja, maquinada, jateada, gravada com ácido, etc.). Um estudo relatou que as forças de torque contrárias ao ácido são mais bem sucedidas do que as superfícies jateadas ou maquinadas. [42]

FALHAS DEVIDO AO MOMENTO DA COLOCAÇÃO DO IMPLANTE

- **Antes da Fase II (após a cirurgia)[42]**

Os implantes dentários têm menos probabilidades de falhar antes da cirurgia da fase II (ou seja, entre a colocação do implante e os primeiros 2 meses do período de cicatrização). Ocorre normalmente como resultado da má colocação dos implantes (por exemplo, colocação do implante num alvéolo infetado; lesão patológica ou osso imaturo previamente aumentado ou colocação de um implante contaminado na osteotomia), infeção ou complicações dos tecidos moles, falta de biocompatibilidade, trauma cirúrgico excessivo e/ou falta de estabilização primária do implante

O implante dentário falhado pode apresentar-se como uma fixação esfoliante, por vezes acompanhada de um exsudado purulento. Nesta situação particular, começa primeiro com a exposição do parafuso de cobertura, que, quando palpado com um leve toque de uma sonda na parte superior do parafuso, revela um movimento de afundamento ou amortecimento devido aos tecidos fibrosos e à infeção que rodeiam o acessório. Pode terminar com a esfoliação do acessório em 10 dias a 2 meses a partir do momento da colocação do acessório.

- **Na fase II (com cabeça de cicatrização e/ou inserção de pilar)[42]**

Os implantes dentários podem falhar numa determinada fase do tratamento que não se enquadra em nenhuma das duas categorias de falha precoce ou tardia. Podem falhar na segunda fase da cirurgia, durante a cicatrização ou colocação da cabeça, na ligação do pilar e antes da colocação da prótese. Isto pode dever-se a um torque excessivo durante a ligação do pilar quando inserido em osso enxertado ou D4. Provavelmente acontece devido a uma área de superfície de contacto ósseo insuficiente com o implante e, possivelmente, devido a um tratamento de superfície deficiente da fixação.

Um implante contaminado pode permanecer num estado dormente até que o torque seja aplicado ao parafuso de cobertura. Em seguida, sai devido à falta de integração, que pode resultar da colocação do implante numa osteotomia ampla, da carga do implante antes do tempo recomendado ou da colocação traumática do implante. O implante pode permanecer no local de forma assintomática devido à sua biocompatibilidade e não manifestar sinais de infeção, ou pode permanecer em estado subagudo, sendo a falha evidente no momento da descoberta. Não pode ser considerada uma falha precoce porque não é suficientemente precoce, e não é uma falha tardia porque ocorreu antes da colocação da prótese.

- **Após a restauração**

Este momento específico de falha é o mais comum. Começa depois de um implante integrado ser colocado em carga e leva até ao momento da descoberta da falha. A causa mais comum é o trauma oclusal (como mencionado anteriormente). Tem as suas próprias manifestações clínicas, conhecidas como peri-implantite

FALHAS DEVIDO A INFECÇÃO

- **Peri-Implantite (Processo infecioso, origem bacteriana)[1, 8, 101]**

  A invasão bacteriana dos tecidos peri-implantares resulta em alterações inflamatórias dos tecidos moles e numa rápida perda óssea. Esta condição foi denominada peri-implantite e foi definida por Meffert como a perda progressiva de osso peri-implantar, bem como alterações inflamatórias dos tecidos moles. A reação do hospedeiro à invasão bacteriana divide-se em dois grupos: 1) mucosite peri-implantar, o que implica que as alterações inflamatórias estão localizadas apenas nos tecidos moles circundantes, e 2) peri-implantite, em que a reação afecta os tecidos moles mais profundos e o osso circundante. Esta última explicação pode ser baseada no conceito de que os tecidos que rodeiam um implante oral funcional podem ser divididos em dois compartimentos anatómicos distintos, ambos com funções bem definidas. Estes são os tecidos moles, que podem selar o implante contra a agressão de bactérias exógenas, e o osso, que desempenha o papel de suporte dos implantes.

- **Peri-Implantite retrógrada (origem de oclusão traumática, não infecciosa, forças fora do eixo longo, prematura de carga excessiva)[1, 8, 101]**

  Uma falha retrógrada do implante deve-se possivelmente a microfracturas ósseas causadas por carga ou sobrecarga prematura do implante, outras formas de trauma ou factores oclusais. O mecanismo pelo qual a peri-implantite retrógrada induz a falha do implante pode ser explicado pelo facto de que, uma vez que a exigência biomecânica tenha excedido a capacidade de carga do osso, podem ocorrer microfracturas do osso na interface do implante: podem também ocorrer se os microdanos se acumularem mais rapidamente do que podem ser reparados, podendo resultar numa fratura por fadiga na interface osso-implante.

Os factores etiológicos que causam lesões periapicais à volta dos implantes (referidas como peri-implantite retrógrada) incluem o envolvimento bacteriano resultante de dentes extraídos (colocação do implante num alvéolo infetado) ou dos dentes remanescentes (infeção cruzada), geração de calor excessivo durante a colocação e carga prematura. As lesões periapicais podem ocorrer devido ao espaço residual resultante da colocação incompleta do implante até à profundidade total da osteotomia. Finalmente, a carga prematura ou a sobrecarga também desempenham um papel importante, para além do trauma. Os implantes afectados por peri-implantite retrógrada são caracterizados por perda óssea radiográfica periapical sem (pelo menos inicialmente) inflamação gengival.

As razões pelas quais os tecidos peri-implantares não acomodam o aumento das tensões biomecânicas são o facto de os implantes se moverem minimamente no osso em comparação com os seus homólogos naturais, porque o ligamento periodontal hipertrofia com o aumento da função, permitindo um maior movimento no osso. Também com a sobrecarga, ocorrem microfracturas do osso. Por outro lado, o volume de osso mineralizado pode estar reduzido à volta dos dentes naturais, mas na ausência de inflamação ou doença periodontal, a situação é reversível quando a sobrecarga é eliminada ou reduzida. Finalmente, existe uma área de suporte reduzida no implante radicular em comparação com os dentes naturais, porque o ligamento periodontal está ligado a um dente natural com maior área de superfície e permite uma carga fora do eixo.

Em conclusão, uma análise cuidadosa das forças oclusais, um número adequado de implantes, uma colocação e distribuição precisas dos implantes e um acompanhamento adequado são obrigatórios para proteger o implante da peri-implite retrógrada.

FALHAS DEVIDO A UM PLANEAMENTO INCORRECTO E A CUIDADOS INADEQUADOS COM O IMPLANTE

O sucesso e a integridade do implante dentário dependem da cooperação de uma equipa dentária que consiste no dentista geral, cirurgião, protésico, periodontista, higienista dentário, técnico de laboratório e até mesmo o paciente. Cada membro tem o seu próprio papel em determinadas fases do tratamento.

1) O dentista geral é responsável pela seleção adequada do paciente e do caso. O dentista também é responsável por apresentar a opção de implante aos pacientes que procuram tratamento de restauração (ou seja, orientar o paciente para o caminho certo)

2) O cirurgião é responsável pela colocação do acessório de acordo com o plano protético necessário, avaliando o osso disponível, o estado geral de saúde do paciente e lidando com complicações cirúrgicas que surjam durante qualquer fase do tratamento.

3) O prostodontista é responsável pelo planeamento protético, carga, biomecânica, seleção de pilares adequados e oclusão e complicações protéticas.

4) O Periodontista ocupa-se da colocação de implantes, da avaliação dos tecidos moles e duros, da condição periodontal dos dentes naturais remanescentes e do contorno cosmético dos tecidos moles (ou seja, reconstrução das papilas interdentárias ou conceitos de contorno gengival). O Periodontista deve ser capaz

de lidar com quaisquer complicações que surjam durante a manutenção dos implantes.

5) O higienista é responsável por registar e monitorizar o estado do implante (por exemplo, índice de sangramento e sondagem da bolsa) e por manter os tecidos peri-implantares livres de placa dentária e cálculo.

6) O técnico de laboratório bem treinado contribui para o sucesso a longo prazo da terapia com implantes dentários, tanto a nível estético como funcional. O dentista deve selecionar cuidadosamente o laboratório para o qual os casos de implantes são encaminhados, devido à experiência altamente variável e ao longo tempo de trabalho do pessoal, tendo em conta que o dentista é responsável pelo resultado final.

7) Finalmente, o doente é responsável por manter os implantes em bom estado de conservação (ou seja, seguir as instruções para uma higiene adequada e comunicar qualquer desconforto, dor, odor ou sabor ao dentista o mais rapidamente possível para evitar danos adicionais). O incumprimento do protocolo de higiene por parte do paciente conduzirá certamente a consequências indesejáveis.

Por conseguinte, para concluir, cada indivíduo da equipa dentária, incluindo o doente, partilha uma parte da responsabilidade. Este facto deve ser verificado na lista de verificação de insucesso do implante para identificar o pessoal responsável por um insucesso e para lidar com os problemas médico-legais que daí podem resultar.[101]

FALHA DEVIDO À FALTA DE OSTEOINTEGRAÇÃO

A osteointegração é definida como um contacto direto estabelecido entre o osso normal remodelado e a superfície de um implante, sem a interposição de tecido não ósseo ou conjuntivo. A osteointegração pode perder-se devido a traumatismo cirúrgico, perfuração através do mucoperiósteo de cobertura durante a cicatrização ou sobrecarga repetida com microfracturas do osso perifixtural nas fases iniciais. Além disso, a osteointegração também pode ser perdida devido a qualquer um dos outros factores mencionados anteriormente, com exceção dos factores estéticos e psicológicos.

A perda de osseointegração pode ocorrer durante as fases iniciais do tratamento devido à incapacidade de mineralização da interface tecido-osso, que pode resultar de trauma cirúrgico, carga prematura, infeção e contaminação da superfície. Além disso, existe uma correlação entre a estabilidade do implante e a tensão de oxigénio. Este conceito afirma que, com a diminuição da tensão de oxigénio, ocorre uma mudança no potencial osteogénico da formação de osso para cartilagem ou de osso para fibrocartilagem, ao passo que a perda de osteointegração que ocorre mais tarde durante o curso do tratamento pode ser o resultado de uma carga excessiva ou de uma infeção.

O implante que perdeu a sua integração óssea caracteriza-se por ser móvel e fácil de remover com um simples movimento de contra-torque. Radiograficamente, nota-se uma zona radiolúcida fina à volta do acessório e uma camada fina de tecido mole (com a forma da superfície do acessório) após a remoção do acessório. Esta camada pode ser

removida como o revestimento de um quisto.[1, 8, 101]

FALHAS DEVIDO A PROBLEMAS ESTÉTICOS, FUNCIONAIS E PSICOLÓGICOS INACEITÁVEIS

- **Problemas estéticos**[1, 8, 101]

Um implante com uma osseointegração e biointegração bem sucedidas pode, ainda assim, ser um fracasso se a prótese final não proporcionar a estética ideal necessária. A não obtenção de uma estética adequada pode dever-se a várias razões, algumas das quais não são tratáveis. O resultado estético de uma restauração suportada por implantes é afetado por quatro factores principais:

1) Colocação de implantes

2) Gestão dos tecidos moles,

3) Considerações sobre enxertos ósseos,

4) Considerações protéticas.

Um dos factores mais críticos para alcançar uma estética óptima na região anterior é a diferença dimensional entre a cabeça do implante e a secção transversal cervical dos dentes naturais. Por conseguinte, a colocação incorrecta do implante (ou seja, não permitir espaço suficiente para a transição da secção transversal da cabeça do implante para a secção transversal cervical do dente natural) e a gestão incorrecta dos tecidos moles à volta do implante (levando à ausência de contornos gengivais normais) resultarão num fracasso dramático que não é tratável. As considerações relativas ao enxerto ósseo devem ser aplicadas em conformidade, ou aparecerão irregularidades no rebordo após o tratamento protético, começando com covinhas e terminando em grandes defeitos.

A identificação de potenciais áreas com problemas estéticos antes da instalação do acessório (implante) permite frequentemente um planeamento alternativo e elimina a necessidade de um tratamento mais complexo ou de um retratamento numa data posterior.

- **Problemas** funcionais [1,8,101]

A eficiência mastigatória de uma restauração suportada por implantes pode ser afetada por vários factores. O funcionamento adequado dos implantes depende de dois tipos principais de factores, relacionados com a ancoragem e relacionados com a prótese.

Os factores relacionados com a ancoragem comprometem a osteointegração e a altura óssea marginal. Por conseguinte, os factores que afectam negativamente a osteointegração (como mencionado anteriormente) conduzirão inevitavelmente à falha da função, uma vez que se perde o suporte principal do implante. A altura do osso marginal também é importante para a sobrevivência funcional do implante. Pode ser afetada pela distribuição do stress e pela barreira de tecidos moles. O tecido mole à volta do implante é fundamental. Forma um selo biológico à volta do implante, protegendo o osso de suporte da invasão bacteriana. Além disso, a tensão sobre o implante e a sua dissipação no osso circundante afectam o nível do osso peri-fixtural e podem ser destrutivas se o implante cair numa direção fora do eixo devido a uma colocação inadequada.

Os factores protéticos, para além de afectarem a função da prótese integrada em tecido, podem ter um efeito no sistema de suporte do próprio implante. Os factores relacionados com a prótese resultam principalmente de um desenho protético inadequado. Uma prótese que esteja em hipofunção resultará numa função mastigatória inadequada devido à trituração incorrecta dos alimentos. Um esquema oclusal incorreto resultará numa distribuição incorrecta da carga do implante, resultando em sobrecarga. Uma dimensão vertical incorretamente restaurada causará perturbações na articulação têmporo-mandibular, para além de uma incapacidade de mastigar os alimentos e problemas de fala. O impacto da prótese no espaço da língua resultaria em ulceração da língua. A retenção inadequada de uma prótese removível devido a uma falha dos componentes pode afetar a função mastigatória.

• Problemas psicológicos[101]

Devido às expectativas possivelmente elevadas dos pacientes relativamente à estética, alguns pacientes acreditam que os implantes dentários são uma réplica dos dentes naturais (dando-lhes um novo dente natural). Se estas expectativas não forem satisfeitas, o doente pode ficar deprimido (por exemplo, devido à presença de metal transmucoso em coroas longas). O não cumprimento das expectativas do paciente e a não aceitação e satisfação do paciente serão definitivamente considerados parte do fracasso. Devem ser utilizadas ferramentas educativas (por exemplo, diapositivos, radiografias, modelos, fotografias, casos reais e imagens de computador) antes da cirurgia para dar ao doente uma imagem do seu aspeto após

o tratamento.

FALHAS DEVIDO AOS TECIDOS MOLES E DUROS CIRCUNDANTES

- **Problemas nos tecidos moles (falta de tecidos queratinizados, inflamação)**

Tal como acontece com os dentes naturais, é questionável se a mucosa alveolar fornece tecido mole adequado adjacente aos implantes ou se o epitélio queratinizado é necessário. A mucosa alveolar à volta dos dentes não é mais suscetível de desenvolver recessão ou inflamação do que a gengiva aderente.[32] As observações clínicas sugerem que a presença ou ausência de gengiva aderente à volta dos implantes não parece afetar a saúde dos tecidos moles a longo prazo, a perda óssea ou as taxas de sobrevivência dos implantes. Contudo, quando a mucosa alveolar rodeia diretamente os pilares, o trauma crónico resultante da influência muscular em maxilares severamente reabsorvidos pode causar irritação marginal.[36]

A substituição da mucosa não aderente e não queratinizada por gengiva queratinizada proporcionou uma gengiva aderente à volta dos implantes que era mais saudável e mais resistente à inflamação. É necessária uma zona adequada de gengiva aderida à volta das restaurações anteriores para ocultar a junção entre um implante e uma restauração. A falta de mucosa mastigatória aderente à volta de um implante não prejudicou a manutenção de tecidos moles saudáveis.[44, 96]

Foi sugerido que existe uma relação entre o insucesso do implante e a ausência de uma faixa adequada de mucosa queratinizada. Ao redor do implante, a mucosa deve resistir ao insulto e à entrada de bactérias. Além disso, os insucessos tardios que ocorrem como resultado de peri-implantite (função infecciosa defeituosa da etiologia) ocorrem devido aos tecidos moles. Por conseguinte, os tecidos marginais peri-abutment devem constituir uma barreira funcional entre o ambiente oral e o osso do hospedeiro por trauma térmico e mecânico. A perda gengival leva a uma recessão contínua à volta do implante com subsequente perda óssea. Isto conduzirá a uma falha do tipo tecido mole. Pelo contrário, foi afirmado que a mucosa queratinizada ou a placa dentária não parecem estar relacionadas com a falha do implante, mas que a sua presença pode facilitar os procedimentos de higiene do paciente.

Em conclusão, a relação entre a mucosa queratinizada e o insulto bacteriano e a facilitação dos protocolos de higiene e as falhas dos implantes dentários não é clara. São necessárias mais investigações para determinar a relação exacta entre a mucosa queratinizada e o insucesso dos implantes.

- **Perda óssea (alterações radiográficas, etc.)**

A perda de osso marginal ocorre tanto durante o período de cicatrização (ou seja, desde o momento em que o acessório é instalado no osso até à segunda fase da cirurgia) como após a ligação do pilar. A perda é contabilizada para o processo de remodelação do osso. A quantidade de perda óssea difere entre os dois períodos e entre os dois maxilares. A perda óssea na mandíbula é maior durante o período de cicatrização, enquanto na maxila a perda óssea é maior após a conexão do pilar. Estas diferenças podem dever-se à maior vascularização da maxila, que permite uma remodelação mais rápida durante o período de cicatrização, e à natureza compacta da mandíbula, que suporta muito melhor as forças funcionais aplicadas após a conexão do pilar.

A altura do osso marginal depende tanto da distribuição correta do stress marginal como da função adequada do tecido mole marginal. São vários os factores que contribuem para a perda de osso marginal, incluindo (1) trauma cirúrgico, como o descolamento do periósteo e os danos causados durante a perfuração; (2) distribuição incorrecta da tensão causada por um desenho protético defeituoso e trauma oclusal; (3) reabsorção fisiológica do rebordo; e (4) gengivite, que, se for permitida a progressão, levará à entrada de bactérias e das suas toxinas na estrutura óssea subjacente.

É necessário que exista uma quantidade e qualidade adequadas de osso no qual os implantes dentários são colocados. Quanto maior for o osso num local de implante, maior será o rácio entre o osso e a área de superfície do implante, o que aumenta as hipóteses de uma integração bem sucedida. Uma massa óssea maior e mais densa em redor do implante também pode aumentar a resistência pós-integração às forças geradas pela restauração em função. As diretrizes para a colocação de implantes visam maximizar o contacto entre o osso e o implante, dentro das limitações anatómicas presentes no local a restaurar.

O principal requisito é a existência de osso saudável e, em segundo lugar, osso em quantidade e qualidade suficientes para permitir a colocação de implantes estáveis e a subsequente integração. Maiores quantidades de osso permitem a colocação de implantes mais longos. As limitações anatómicas associadas à maxila e à mandíbula foram descritas por vários autores. Foram desenvolvidos sistemas de classificação para ajudar a determinar a viabilidade e previsibilidade da colocação de implantes. Os sistemas baseiam-se na forma da mandíbula (grau de absorção, classe AB, C, D, E), bem como na qualidade óssea (quantidade de osso compacto, classe 1-

4) e na densidade óssea (classe A, B, C). Se os pacientes tiverem uma qualidade óssea deficiente e/ou uma falta de altura do rebordo, têm sido sugeridos procedimentos de enxerto antes ou associados à colocação de implantes. A largura do rebordo alveolar deve ser suficiente para permitir 1,5 mm de osso nas superfícies vestibular e lingual para a osteointegração circunferencial.[96]

Para restaurações de implantes na arcada parcialmente edêntula, recomenda-se 3 mm entre o implante e um dente natural adjacente, para minimizar o potencial de danos nas estruturas de suporte dos dentes naturais. Foram descritas várias técnicas de enxerto para aumentar a altura e a largura do rebordo residual, tanto na mandíbula como na maxila.

Contudo, quantidades excessivas de osso podem exigir a colocação de implantes em níveis verticais que podem criar interferências no plano oclusal na restauração concluída. Idealmente, é desejável alguma quantidade de reabsorção na maxila e na mandíbula, tendo em conta o acesso cirúrgico e os requisitos dimensionais protéticos, caso contrário, a falta de espaço oclusal adequado pode comprometer significativamente a função mastigatória, a fonética e a estética. A quantidade de espaço interarcos necessária para uma restauração não foi adequadamente quantificada, sendo também necessário um equilíbrio entre a quantidade de osso cortical e trabecular. O osso cortical é muito denso e tem um fornecimento de sangue mais limitado, o que pode atrasar a integração dos implantes. Isto pode exigir um intervalo de tempo alargado entre as fases cirúrgicas. A presença de demasiado osso trabecular solto pode limitar a estabilidade inicial de um implante e pode também exigir um tempo de integração mais longo. Quando os implantes propostos ficarem demasiado próximos de nervos grandes, duas soluções possíveis são o aumento das cristas para permitir a colocação do implante longe do tecido nervoso ou o transporte do próprio nervo. No entanto, estas técnicas não estão isentas de potenciais efeitos secundários significativos, especialmente na maxila.[96]

MANUTENÇÃO

As caraterísticas importantes relativas à avaliação clínica e aos procedimentos profissionais que caracterizam uma manutenção óptima dos implantes são

1) Avaliação radiográfica

Periodicamente, as novas radiografias são comparadas com as radiografias mais antigas para procurar indícios de perda óssea ou outras alterações à volta dos implantes. A construção de uma série longitudinal de radiografias geometricamente padronizadas é um aspeto importante dos protocolos de manutenção de implantes ideais. Deve ter-se o cuidado de obter radiografias que representem claramente as roscas dos implantes nos aspectos mesial e distal de cada implante.

No ano seguinte à colocação e restauração do implante, observa-se frequentemente um fenómeno de remodelação óssea denominado "saucerização" em redor do implante recém-restaurado, associado a uma perda óssea marginal média de 0,9-1,6 mm. Esta perda pode ser explicada, pelo menos em parte, como uma acomodação dos tecidos para estabelecer uma "largura biológica semelhante à observada à volta dos dentes naturais". No entanto, após este fenómeno inicial, a perda óssea subsequente em torno de implantes saudáveis é mínima.

A radiografia de subtração assistida por computador é o padrão de ouro para a deteção imediata de alterações subtis no osso alveolar ao longo do tempo.

Recomendam-se as radiografias dentárias de cone longo efectuadas com suportes de película rígidos. As exposições de asa de mordida efectuadas com películas periapicais rodadas 90 graus são geralmente mais úteis do que as radiografias de asa de mordida regulares ou as radiografias periapicais efectuadas com tentativas mínimas de padronização geométrica.

No entanto, os benefícios da informação suscetível de ser obtida a partir de radiografias recentemente expostas têm de ser ponderados em relação aos custos e aos potenciais danos associados à exposição dos pacientes à radiação ionizante inerente à radiografia dentária moderna.

2) Avaliação visual

Os implantes e as coroas ou outras próteses anexadas devem ser inspeccionados quanto a componentes danificados. Os implantes ou outros componentes protéticos danificados necessitam frequentemente de atenção imediata por parte do dentista. O aparecimento de gengiva purulenta, inchada e/ou avermelhada, ou de hemorragia à sondagem suave adjacente a um pilar de implante, são indicadores típicos de inflamação. Na maioria das vezes, esta mucosite peri-implantar é o resultado de um biofilme bacteriano persistente que adere a um implante. Se a infeção não for contida, pode progredir apicalmente causando perda óssea próxima e pode mesmo culminar na perda do implante. O cálculo que adere aos encaixes dos implantes ou às próteses pode agravar a inflamação, servindo de reservatório para as bactérias infectantes[68].

3) Avaliação da mobilidade

A mobilidade do implante deve ser avaliada. Isto pode ser efectuado utilizando duas pegas de instrumentos dentários e tentando abanar o implante, tal como se faz com os dentes naturais. Ao contrário dos dentes naturais, onde é normal uma mobilidade subtil, qualquer mobilidade do implante ou dor induzida pela mastigação, incisão ou qualquer outro tipo de carga mecânica pode ser um sinal de falha do implante. Uma exceção importante a esta regra é quando um parafuso interno ou outro elemento de fixação utilizado para fixar um componente de restauração ao componente de implante osseointegrado se solta ou se parte. Muitas vezes, os pacientes apercebem-se imediatamente destas ocorrências e, se as próteses permanecerem fixas, os pacientes podem referir que os seus dentes "deixaram de se unir" corretamente de repente.

4) Avaliação de sondagem

A opinião consensual é que está indicada a sondagem suave de rotina dos implantes osseointegrados. As profundidades de sondagem típicas à volta de implantes saudáveis tendem a ser ligeiramente superiores às profundidades de sondagem típicas de gengivas saudáveis junto a dentes naturais. As sondas periodontais de aço inoxidável não são recomendadas para utilização à volta de implantes porque podem riscar as superfícies mais macias dos implantes. Os riscos ou outras rugosidades podem facilitar a subsequente fixação da placa dentária e do cálculo na área. As sondas periodontais de plástico, como as sondas Hu-Friedys Colorvue, são adequadas. (Fig. 5)

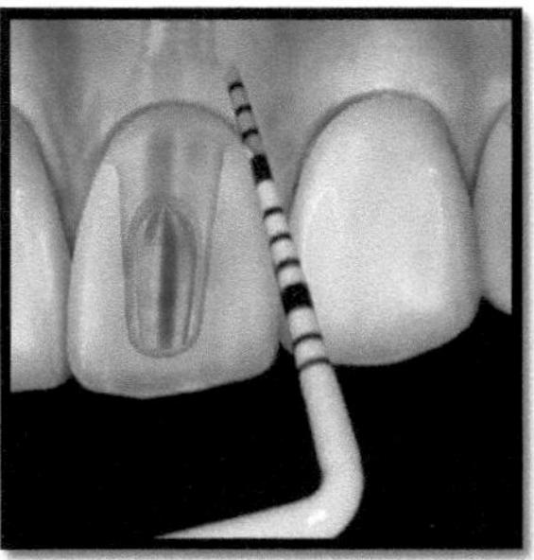

Fig. 5 Sonda Colorvue utilizada para avaliar

sulco peri-implantar.

Toda a extensão circunferencial das fendas é avaliada e as medições da profundidade da bolsa são efectuadas e registadas de forma consistente em cada consulta de manutenção, para que as medições possam ser comparadas ao longo do tempo. O aumento da profundidade de sondagem pode indicar mucocite peri-implantar ou peri-implantite em progressão.

5) Desbridamento da superfície do implante

Ao contrário dos dentes naturais, em que são utilizados instrumentos metálicos afiados e duros para remover o cálculo e desplacar as superfícies dentinárias e cimentares mais macias da raiz, esses instrumentos não são recomendados para o desbridamento de implantes. Em vez disso, são utilizados instrumentos mais macios do que o titânio para o desbridamento, para evitar riscar os implantes. As curetas concebidas para utilização em implantes, como as curetas para implantes Implacare da Hu-Friedy (Fig. 6), são exemplos adequados. Se for necessário efetuar um polimento, recomenda-se a utilização de uma pasta de polimento não abrasiva

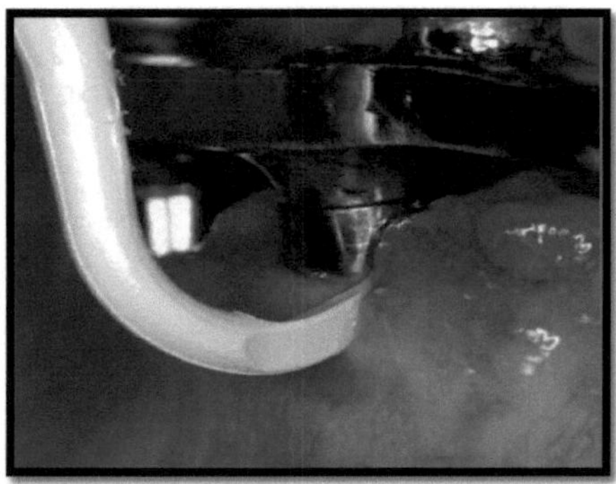

Fig.6 Desbaste da superfície do pilar com o Implacarescaler

6) Higiene oral pessoal

Os doentes devem ser encorajados a limpar completa e circunferencialmente os acessórios dos implantes, pelo menos uma vez por dia. Se os implantes de um doente suportarem uma prótese amovível, a prótese deve ser removida e limpa de acordo com as instruções do médico dentista e a higiene pessoal do implante deve ser efectuada com a prótese fora da boca. As próteses amovíveis suportadas por implantes devem ser removidas antes de dormir, podendo ser utilizadas escovas de dentes normais ou escovas de dentes eléctricas. O fio dentário pode ser enrolado à volta dos implantes e estender-se ligeiramente subgengivalmente. Alguns produtos de fio dentário foram concebidos especificamente para o tratamento de implantes. A escova Unitufted é particularmente eficaz nos segmentos posteriores e nos aspectos linguais, onde o acesso é difícil e a superestrutura esconde o pilar do implante dos procedimentos normais de higiene oral (Fig.7). Mergulhar qualquer um destes dispositivos no desinfetante oral gluconato de clorexidina a 0,12% antes da utilização aumenta a eficácia da higiene pessoal.

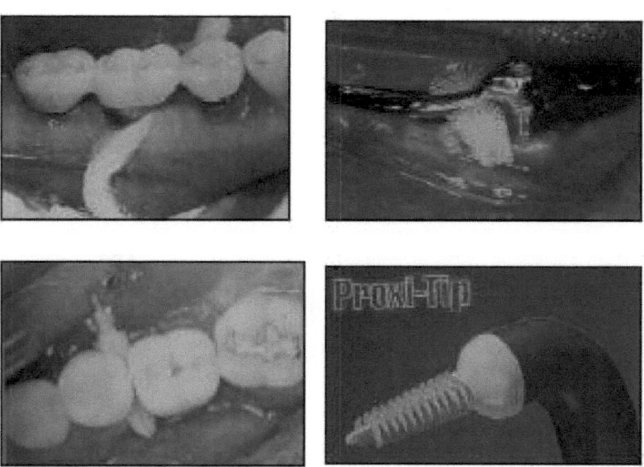

Fig. 7 Fio dentário e escova interproximal utilizados para manter a higiene oral à volta da superfície do implante

7) Intervalos de manutenção profissional modulados

Em circunstâncias invulgares, quando a inflamação persiste junto a um implante, apesar de um desbridamento meticuloso, de bons cuidados pessoais e de cuidados profissionais frequentes, os adjuvantes terapêuticos prescritos podem ser úteis[102] . Estes incluem:

- Comprimidos de 20 mg de hiclato de doxiciclina duas vezes por dia (por exemplo, Periostat) que regulam negativamente a resposta inflamatória do doente.

-Agentes antimicrobianos aplicados localmente, tais como microesferas de minociclina sustentadas, de libertação lenta e biodegradáveis (por exemplo, Arestin R).

A revisão e a manutenção regulares do paciente são essenciais para manter a saúde dos tecidos de suporte do implante, para evitar complicações menores e para avaliar o sucesso a longo prazo do tratamento. Estas considerações fornecem uma base intelectual útil para o protocolo de manutenção de implantes de cada profissional.

RESUMO

O insucesso dos implantes é muito provavelmente o resultado de múltiplos factores. A idade e o sexo, o tabagismo, as doenças sistémicas, o local do implante maxilar, a quantidade e a qualidade do osso e os tratamentos e caraterísticas da superfície do implante são alguns dos parâmetros estatisticamente examinados relacionados com o insucesso do implante. A falha do implante dentário é classificada como falha precoce e falha tardia do implante. A falha precoce de implantes significa que um implante apresenta mobilidade clínica antes da colocação de uma prótese definitiva. Isto deve-se normalmente a problemas biológicos em que o corpo não aceita o implante. É a chamada "rejeição" do implante dentário. A falha precoce do implante pode estar relacionada com variáveis imunológicas, genéticas e imunológicas. A falha tardia do implante ocorre 1-3 anos após a colocação do implante. [104]

BIBLIOGRAFIA

1. Carl E Misch. Implantologia Contemporânea. 3rd Ed.

2. Antonio Bowen Antolin - Infecções em implantologia: Da profilaxia ao tratamento. Med Oral Patol Oral Cir Bucal 2007;12:323-30.

3. Salah Sakka, Paul Coulthard. Insucesso dos implantes: Etiologia e complicações. Med Oral Patol Oral Cir Bucal 2011 Jan;16(1):e42-4.

4. A Mombelli. Microbiologia do implante dentário. Adv. Dent Res 1993.Ago;7(2):202-206.

5. Arturo-Sanchez-Perez. Etiologia, factores de risco e gestão de fracturas de implantes. Med Oral Patol Oral Cir Bucal 2010 May1;15(3):504-8.

6. O Glossário de Termos de Dentisteria Protética. JProsthet Dent 2005.8th Ed.

7. Prashanti E, Sajjan S, Reddy JM. Falhas em implantes. Indian J Dent Res 2011; 22: 446-53.

8. Leonard I. Linkow - Implantodontia Hoje: Uma abordagem multidisciplinar. Vol-1.

9. Textbook of Periodontology - Fundamentos de Periodontologia Clínica e Periodontia.

10. Matthews LS, Green CA, Goldstein SA. Os efeitos térmicos da inserção de pinos de fixação esquelética no osso. J Bone Joint Surg Am. 1984;66(7):1077-1083.

11. Eriksson AR, Alberktsson T.: Níveis de limiar de temperatura para lesão do tecido ósseo induzida pelo calor. Um estudo microscópico vital no coelho.JProsthet Dent. 1983; 50- 101.

12. Hagert CG et al: Metacarpophalangeal joint replacement with Osseointegratedendoprostheses. Scand J PlastReconstr Surg. 1986;20(2):207-18.

13. Zarb GA, Alberktsson T: Nature of implant attachments - In Branemark PI, Zarb GA, Albektsson: Tissue Integrated Prosthesis: osseointegration in clinical Dentistry: Chicago Quintessence, 1985; 96-97.

14. Fonseca R, Davis H - Reconstructive, Pre-prosthetic oral and Maxillofacial Surgery. Philadelphia W.B. Saunders 1986;56:2:260.

15. Lekholm U, Ericsson I, Adell R, - A condição dos tecidos moles em pilares dentários e de fixação que suportam pontes fixas. Um estudo microbiológico e histológico. J. Clin. Periodontal - 1986;13:558-562.

16. Preber H, Bergstrom J - Fumo de cigarros em pacientes encaminhados para tratamento periodontal. Scand. J. Dent Rest. 1986;94:102.

17. Wakely GK, Baylink DJ, - Implantes: Influências sistémicas Calif Dent Assoc J 1987;15:10.

18. Thomson Neal D, Evans G, Meffert R - Efeitos de vários tratamentos profilácticos em implantes revestidos a titânio-safira e hidroxiapatite. Um estudo SEM. Int. J. Periodont. Restor. Dent. 1989;9:301-311.

19. Hartmann H.J. Possibilidades terapêuticas em caso de ameaça de fracasso dos implantes. ZWR. 1989 Abr; 98:(4) 332,336, 338-339.

20. Mohamed El Deeb, Mark Roszkowski , Ibrahim El Hakim - Resposta dos tecidos à hidroxiapetite em ratos diabéticos e não diabéticos induzidos: Avaliação histológica. J Oral Maxillofacial Surg.1990; 48:58- 64

21. Block MS, Kent JR: Factores associados ao comprometimento dos tecidos moles e duros dos implantes endósseos. JOralMaxillofac Surg 1990;48:1153-1160.

22. Dmytryk JJ, Fox SC, Moriaty JD - Os efeitos da destartarização de superfícies de implantes de titânio com instrumentos de metal e plástico na fixação de células. J ClinPeriodontol 1990;61:491-496.

23. Becker W ,Becker BE ,Newman MG, Nyman S. Achados clínicos e microbiológicos que podem contribuir para o insucesso dos implantes dentários. Int J Oral Maxillofac implants. 1990 primavera 5(1):31-8.

24. Buser D, Schenk RK, Steinemann S - Influência das caraterísticas da superfície na integração óssea de implantes de titânio: Um estudo histo-morfométrico em porcos miniatura J. Biomed Master Res 1991;25:889.

25. Sturb J, Gaberthuel T, Grunder U - O papel da gengiva anexa na saúde do tecido peri-implantar em cães - Parte I - achados clínicos. Int. J. Periodontics, Restorative Dent. 1991;11: 317-33.

26. Klinge B - Os implantes em relação aos dentes naturais. J. Clin. Periodontal. 1991;18:482-87.

27. Zablotsky M, Diednich D, Meffert R - A capacidade de vários agentes quimioterapêuticos para desintoxicar a superfície de implantes revestidos a HA infectados com endotoxinas. Int. J. oral. Implantol.1991;8:45-50.

28. Krommminga R et al. Falha de implantes dentários após perturbações psicossomáticas no sistema estomatognático - Um estudo clínico-catamnéstico. DtschStomatol. 1991;41(7):233-6.

29. Jemt T. Falhas e complicações em 391 próteses fixas inseridas consecutivamente suportadas por implantes Branemark em maxilares edêntulos: um estudo do tratamento desde o momento da colocação das próteses até ao primeiro controlo anual. Int J Oral Maxillofac Implants. 1991 outono; 6(3):259-63.

30. Cook SD ,Baffer G.C, Palafox AJ, - Estabilidade torsional de implantes dentários de titânio revestidos com HA e jato de areia. J. Oral Implantology 1992;18:354.

31. Roberts WE, Simmons KE, Garetto LP - Fisiologia e Metabolismo Ósseo em Implantologia Dentária, Factores de risco para osteoporose e outras doenças ósseas metabólicas. Implantologia 1992;1:1.

32. Johnson BW : Consequências a longo prazo dos implantes dentários revestidos a HA. Calif Dent Assoc J 1992;20:33.

33. Smith RA , Berg GR ,Dodson TB - Factores de risco associados a implantes dentários em pacientes saudáveis e clinicamente comprometidos Int. J. Oral. Maxillofac, Implants. 1992;7;367-372.

34. Schou S. Holmstrup P, Reibel J - Inflamação marginal induzida por ligaduras à volta de implantes osseointegrados e dentes anquilosados: observação estereológica e histológica em macacos cinomolgos. J. Clin. Periodontal 1993;4(1):12-22

35. Mombelli A, Lang NP, - Tratamento antimicrobiano das infecções peri-implantares. Clin.Oral.Impl. Res. 1992;3:162-168.

36. Hober e Kent R.L - O consumo de cigarros numa clínica periodontal. J Periodontal 1992;63:100.

37. Dao TT , Andcison JD, Zarb GA - A osteoporose é um fator de risco para a osseointegração de implantes dentários? Int. J-oral-Maxillofac Implants 1993;8: 2.

38. Baxter JC, FattoreL : Osteoporose e osseointegração de implantes. J Prosthet Dent.1993;2:2.

39. Guttenberg SA. Relatório longitudinal sobre implantes revestidos a hidroxiapatite e técnicas cirúrgicas avançadas numa clínica privada. CompendSuppl1993;(15): S549-53;quiz S565-6.

40. Weyant RJ, Burt BA , - A assessment of survival status and within - patient clustering of failures for endosseous oral Implants. J. Dent Res. 1993;72:2.

41. Scharf DR, Tarnow DP. O efeito de incisões crestais versus mucobucais na taxa de sucesso da osseointegração de implantes. Inter. J Oral and maxillofacImplants. 1993: 8; 187.

42. Misch CE - Implantodontia Contemporânea. St Louis CV Mosby Publishing.1993.3rd Edition

43. Van Steenberghe D, Klinge B, Linden V, - Índices periodontais à volta de pilares naturais e de titânio: Um estudo longitudinal multicêntrico Int. J.OralMaxillofac Implants. 1993;6:538-41.

44. Nilius AM, Spencg SC, Simonson LG - Estimulação do crescimento in vitro de Treponemadenticola pelo fator de crescimento extracelular produzido

por Porphyromonas gingivalis. J. Dent. Res. 1993;72:1027-1031.

45.   Jovanovic SA, Spiekermann H, Richter EJ. - Regeneração de tecidos guiada em torno de implantes de titânio em laney WR, Tolman DE, Tissue Integration in oral orthopedic and Maxillofacial construction Chicago. Quintessence, 1992, IP 208-215.

46.   Bain CA, Moy PK ; A associação entre o insucesso dos implantes dentários e o consumo de tabaco Int. J. oral, Maxillofac Implants. 1993;8:609.

47.   Block MS, Kent JN : Acompanhamento a longo prazo de implantes dentários cilíndricos revestidos a hidroxiapetite. Comparação entre o período de desenvolvimento e o período recente -J.oral.Maxillofac. Surg.1994;52:937.

48.   Shernoff AF, Colwell JA, Bingham SF - Implantes para doentes diabéticos de tipo II. Relatório provisório. Implant Dent.1994;3:183-185.

49.   Chavrier C, Couble MI , Hartmann DJ : Estudo qualitativo das glicoproteínas colagénicas e não colagénicas da mucosa queratinizada humana saudável que rodeia os implantes Clin. Oral.Impl. Res. 1994;5:117-124.

50.   Linden LW, Carlsson GE, Jent T. - Um estudo prospetivo de 15 anos de acompanhamento de próteses fixas mandibulares suportadas por implantes osseointegrados, resultados clínicos e perda óssea marginal. Clin.Oral.Implants. Res. 1996;7(4):329.

51.   De Bruyn H, Collaert B - O efeito do tabagismo no insucesso precoce dos implantes. Clin.Oral.Implant. Res. 1994;5:260.

52. Shackleton, Carr, Slabbert e Becker - Sobrevivência de próteses fixas suportadas por implantes relacionada com o comprimento do cantilever J.Prosthet.Dent. 1994 Jan;71(1):23-6.

53. Jeffcoat MK, Reddy MR, Wang IC - O efeito do flurbiprofeno sistémico no osso de suporte dos implantes dentários J Am Dent Assoc 1995;126:3.

54. Margelos JT, Verdelis KG - Danos pulpares irreversíveis em dentes adjacentes a implantes osseointegrados recentemente colocados. J. Endodont. 1995;21:479-482.

55. Calverly MJ , Konopka KE - Recorte preciso de materiais de revestimento macios com um instrumento quente. J Prosth Dent. 1995;74:202-203.

56. Waner K, Buser D, Lang NP - Peri-implantite induzida por placa na presença e ausência de mucosa queratinizada: um estudo experimental em macacos. Clin.oral. Imp. Rest. 1995;6:131-138.

57. Dixon, Breeding, Sadler e Mckay - Comparação do afrouxamento do parafuso, rotação e deflexão entre três desenhos de implantes. J Prosthet Dent. 1995 Sep ;74(3):270-8.

58. Zeitter D, FridrickK: Perfusão, doença microvascular e cicatrização de feridas. Cirurgia Oral e Maxilofacial, clínicas da América do Norte. 1996;8:4.

59. Fujimoto T, Niimi A, Nakai H - Implantes osseointegrados num paciente com osteoporose: relato de um caso. Int-J-oral Maxillofacial Implants. 1996;11:4.

60. Blomqvist JE., Alberius P, Isaksson S.: Factores de insucesso da integração de implantes após enxerto ósseo: uma análise osteométrica e endocrinológica. Int. J.Oral Maxillofac, cirurg. 1996; 25:1.

61. Nagano M et al. Diferenças na capacidade de ligação ao osso e no comportamento de degradação in vivo - entre o fosfato de cálcio amorfo e o revestimento de hidroxiapatite altamente cristalino. Biomaterials 1996 Sep;17(18): 1771-7.

62. Wheeler S - Eight year clinical retrospective study of titanium Plasma sprayed and hydroxyapatite coated cylinder implants. Int. J.Oral Maxillofac Implants. 1996; 11:340.

63. Lindquist LW, Carlsson GE , Jemt T. - Um estudo prospetivo de 15 anos de acompanhamento de próteses fixas mandibulares suportadas por implantes osseointegrados Clin. Oral. Implants Res. 1996;7:329.

64. Gerard AndLarsen.The response of bone in primates around unloaded dental Implants supporting prosthesis with different levels of fit.JProsthet Dent. 1996 Nov;76(5): 500-9.

65. Bain. Tabagismo e insucesso dos implantes - Benefícios de um protocolo de cessação do tabagismo. Int J Maxillofac Implants. 1996 Nov-Dez; 11(6): 756-9.

66. Isidor. Perda de osseointegração causada pela carga oclusal de implantes orais, um estudo clínico e radiográfico em macacos. Clin-oral-implant-Res-

1996 Jan; 7(2): 143-52.

67. Balshi. Análise e gestão de implantes fracturados: um relatório clínico. Int-J-Oral-Maxillofac-Implant 1996 Sep-Oct; 11(5):660-6.

68. Takeshita F, IyamaS.O efeito da diabetes na interface entre implantes de hidroxiapatite e osso em vértebras de ratos. J. Clin Periodontal. 1997;68:2.

69. Dent DC, Olson JW, Farish SE - A influência do antibiótico pré-operatório no insucesso de implantes endósseos até à cirurgia de fase II, inclusive: um estudo de 2641 implantes. Implant Dentistry. 1997;55:19.

70. Cochron DL, Hermann JS , Schenk RK, - Largura biológica à volta de implantes de titânio. Uma análise histométrica da junção implante-gengival à volta de implantes não submersos e não carregados na mandíbula do canino J. Clin Periodontal. 1997;68:186-198.

71. Anqthun M. ConradsG : Achados microbianos em defeitos ósseos peri-implantares profundos. Int J. oral. Maxillofac Implants. 1997;12:106-112.

72. Ueng SW, Lee MY, Li AF.Effect of intermittent cigarette smoke inhalation on tibial lengthening- Experimental study on rabbits. J Trauma 1997;42:231.

73. Tonetti M S. Determinação do sucesso e insucesso de implantes dentários osseointegrados em forma de raiz. Adv Dent Res 1999 Jun;13:173-80.

74. Brisman D L et al. Falha de implantes associada a dentes assintomáticos tratados endodonticamente. J Am Dent Assoc. 2001 Feb;132(2)191-5.

75. Stellingsma K et al. A mandíbula extremamente reabsorvida: um estudo

prospetivo comparativo dos resultados de 2 anos com 3 estratégias de tratamento. Int J Oral Maxillofac Implants. 2004 Jul-Ago;19(4):563-77.

76. Ana Mellado Valero et al. Efeitos da osseointegração de implantes dentários. Med Oral Patol Oral Cir Bucal 2007;12:E38-43.

77. Mirza RustamBaig, ManojRajan. Efeitos do tabagismo no resultado do tratamento com implantes: A literature review. Indian J Dent Res. 2007;18(4): 221-8

78. Liran Levin. Lidar com o insucesso dos implantes dentários. J Appl Oral Sci 2008;16(3):171-5.

79. Aspenberg P. Bisfosfonatos e implantes: uma visão geral. Ata Orthop.2009 Feb;80(1):119-23.

80. Mistry S et al. Sistema de implante dentário de titânio revestido com hidroxiapatite indígena e vidro bioativo - Fabrico e aplicação em seres humanos. J Indian Soc Periodontal 2011 Jul;15(3):215-20.

81. Mano T et al. Comparação de titânio revestido com apatite preparado pelos métodos de revestimento por jato e pulverização por chama - avaliação utilizando fluido corporal simulado e estudo histológico inicial.Dent Mater J 2011 Jul 28;30(4):431-7.

82. Pivodova V et al. Marcadores de osteoblastos e fibroblastos gengivais em estudos de implantes dentários. Biomed Pap Med FacUnivPalackyOlomonc Czech Repub 2011 Jun;155(2):109-16.

83. Saini N et al. Avaliação da eficácia relativa do plasma autólogo rico em

plaquetas em combinação com aloplastos de fosfato β-tricálcico versus aloplastos isolados no tratamento de defeitos infra-ósseos periodontais humanos: Um estudo clínico e radiológico Indian J Dent Res 2011 Jan-Fev;22(1)107-15.

84.   Frojd V et al. Effect of nanoporous TiO2 coating and anodized Ca2+ modification of titanium surfaces on early microbial biofilm formation. BMC Oral Health. 2011, Mar 8;11:8.

85.   Koka S, Zarb G. Osseointegração: Promessas e Platitudes. Int J Prosthodont Jan/Fev 2012; 25(1): 243- 48

86.   Cabezas, MojonJ et al. Estudo meta-analítico da sobrevivência de implantes após aumento do seio maxilar. Med Oral Patol Oral Cir Bucal 2012 Jan 1;17(1):e135-9.

87.   Julie K. Yip et al. Associação entre a utilização de bifosfonatos orais e a falha de implantes dentários em mulheres de meia-idade. J ClinPeriodontol 2012;39:408-14.

88.   Alberto Monje et al Os implantes dentários curtos (<10 mm) são eficazes? Uma Meta-Análise de Ensaios Clínicos Prospectivos Journal of PeriodontologyJulho de 2013, Vol. 84, N.º 7, Páginas 895-904.

89.   Inmaculada Ortega-Oller et al A influência do diâmetro do implante na sua sobrevivência: uma meta-análise baseada em ensaios clínicos prospectivos Journal of Periodontology abril de 2014, Vol. 85, N.º 4, Páginas 569-580

90. Andreas Max Pabst et al Análise dos factores de previsão de fracasso dos implantes na maxila posterior: um estudo retrospetivo de 1395 implantes *Journal of Cranio-Maxillofacial Surgery*, Volume 43, Número 3, Páginas 414-420

91. Valerie H. S. TeyEstudo retrospetivo de cinco anos sobre o sucesso, a sobrevivência e a incidência de complicações de coroas unitárias suportadas por implantes dentários Jr of Clinical Oral Implant Research 22junho 2016

92. Chrcanovic BR, Kisch J, Albrektsson T, Wennerberg A. Análise dos factores de risco para o comportamento de agrupamento de falhas de implantes dentários. Clin Implant Dent Relat Res 2017;00:1-11.

93. Krisam J, Ott L, Schmitz S, et al. Factores que afectam a falha precoce de implantes colocados numa clínica dentária com especialização em implantologia - um estudo retrospetivo. BMC Oral Health 2019;19(1):208.

94. Staedt H, Rossa M, Lehmann KM, Al-Nawas B, Kämmerer PW, Heimes D. Potenciais factores de risco para a falha precoce e tardia de implantes dentários: um estudo clínico retrospetivo sobre 9080 implantes. Int J Implant Dent 2020;6(1):81.

95. Richard M. Sullivan - Implantodontia e o conceito de osseointegração: Uma abordagem histórica JCalif Dent Assoc. 2001 Nov;29(11):737-45.

96. Livro de texto de Implantologia - Ashish Kakar.

97. A Tanner et al. Infecções de implantes dentários. CID 1997;25(suppl).

98. Thomas Beikler,Thomas F. Flemmig. Implantes no paciente clinicamente comprometido. Crit Rev Oral Biol Med 2003;14(4):305-16.

99. Jae-Hoon Lee. Efeito do tamanho e da forma do implante nas taxas de sucesso do implante: Uma revisão da literatura. J Prosthet Dent 2005;94:377-81.

100. Su-Gwan Kim (2011). Clinical Complications of Dental Implants, Implant Dentistry - A Rapidly Evolving Practice, Prof. IlserTurkyilmaz (Ed.), ISBN: 978-953-307-658-4.

101. Froum SJ. 2010. 1ª Ed. Complicações de Implantes Dentários - Etiologia, Prevenção e Tratamento. Publicações Wiley- Blackwell.

102. Cooper L.F. Detergentes biológicos para a formação de osso para osseointegração, pistas para futuras melhorias clínicas. J Prosthet Dent. 1998;80:439-49.

103. Atieh MA, Baqain ZH, Tawse-Smith A, Ma S, Almoselli M, Lin L, Alsabeeha NH. A influência dos valores de torque de inserção nas taxas de falha e de complicações dos implantes dentários: Uma revisão sistemática e meta-análise. Implantodontia clínica e pesquisa relacionada. 2021 Jun;23(3):341-60

104. Kochar SP, Reche A, Paul P. A etiologia e a gestão do insucesso dos implantes dentários: Uma revisão. Cureus. 2022 Oct 19;14(10):e30455. doi: 10.7759/cureus.30455. PMID: 36415394; PMCsID: PMC9674049.

105. Nayana P, Nayak SS, Chatterjee A, Sivaraman K, Srikanth G, Singh C. Recuperação de parafusos de pilar de implante fracturados: A Narrative Review. J Int Soc Prev Community Dent. 2022 Jun 29;12(3):287-294. doi: 10.4103/jispcd.JISPCD_318_21. PMID: 35966908; PMCID:

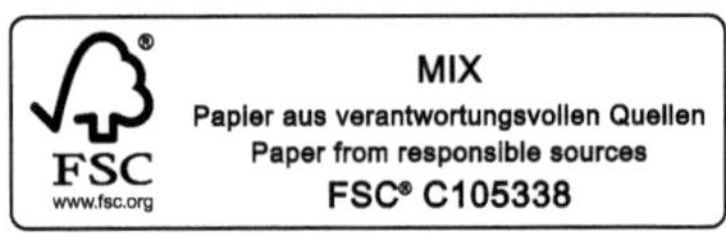

Printed by Books on Demand GmbH, Norderstedt / Germany